医師が教える

最強で美味しい2品献立

糖尿病専門医
料理研究家
堤 貴大 著

料理家・管理栄養士
日本ロジカル調理協会 代表
前田 量子 著

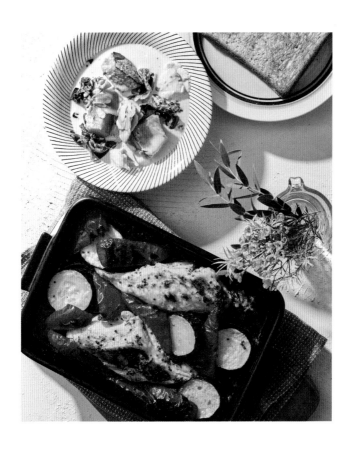

JN083435

三空出版

はじめに

健康維持のために何を食べるべきか控えるべきか……
様々な食べものが手に入り、SNSなどでは選べないほどの健康情報にすぐアクセスできる現代ですが、どのくらいの人が必要な栄養をとれているのでしょうか。
実際は「カロリーは足りているのに、栄養は不足している」というのが、多くの現代人の姿です。

厚生労働省が令和元年に実施した「国民健康・栄養調査」によると、ビタミンA、ビタミンB群、ビタミンC、ビタミンD、カリウム、カルシウム、マグネシウム、鉄、亜鉛、と数多くの栄養摂取量の不足が明らかになっています[1]。たとえばビタミンDは、40歳以降の女性にとって骨の健康維持に重要な栄養素です。しかし、多くの日本人の血中ビタミンD値が著しく低いことも報告されています[2]。

これらのデータは、今の日本人が日常的にとっている食事では、健康を維持するために十分な栄養成分を補うことが難しい、という現状を示しています。

栄養が長期的に不足すると、「なんとなく疲れやすい」「気分がすぐれない」など精神的・肉体的疲労を感じやすくなることや、慢性疾患のリスクを高めるおそれがあります[3]。では……

私たちは「何を」「どれだけ」食べるといいのでしょうか？

それを日々の食事に簡単に取り入れる方法は？

私はこの2つを起点に、本書を作りました。
誰でも無理なく続けられる内容を目指して、医師と管理栄養士、それぞれの立場で相談しながらレシピを考え、自らの生活のなかで数か月間実践してまいりました。
栄養重視は当然のことながら、なおかつ美味しくいただけるか、簡単に作れるかを自分たちに問いながら試行錯誤した結果、誰もが再現しやすいレシピになったと思います。
本書を通して、現代人の忙しい生活のなかでも、無理なく栄養が十分に摂取できる方法をお伝えし、みなさんの健康維持の一助になれば幸いです。

糖尿病専門医
堤　貴大

このレシピブックの 3 つの特徴

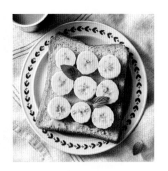

特徴 1

医師と管理栄養士がタッグを組んで
医学的エビデンスをもとに
健康効果の高い食事を提案

ガン、糖尿病、認知症など
あらゆる病気を防ぐ
地中海メソッド を取り入れ、
馴染みやすいレシピにアレンジ！

▶ 詳しくはP.6

特徴 2

少ない食材、簡単にできる調理法で
カロリーを抑えつつ
栄養を網羅できる準完全栄養食

夜ごはんは 主食＋2品
不足しがちな栄養素をしっかり補う
献立全体で500kcal台の時短レシピ
栄養グラフ付き！

▶ 詳しくはP.7

特徴 3

調理科学の理論をもとに
誰でも美味しく感じる
健康食の作り方がわかる

栄養を逃さずとれる調理法や、
満足感を得られる組み合わせもわかる！

▶ 詳しくはP.8

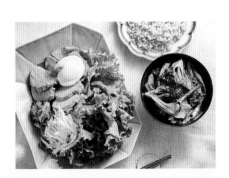

あらゆる病気を寄せつけない

ガン

私たちのからだを構成している「細胞」は分裂と消滅をくり返し、バランスを保ちながら新しい状態に入れ替わることで、正常な機能を維持しています。

ガンとは、遺伝子の異常によって正常とは異なる分裂をする細胞集団（腫瘍）のことで、まわりの組織に広がって転移することもあります。

食生活とガン

様々なガンのなかで食生活と深く関わるのは、食道ガンと大腸ガン。前者は主に食塩のとりすぎに起因し、後者は加工肉などの摂取に関連するといわれており、なるべく控えることが推奨されています。他にも口腔ガン、咽頭ガン、喉頭ガン、肺ガン、乳ガンなどが挙げられますが、どれも野菜・果物の摂取を増やすことによって抑制されます。

本書レシピによる予防ポイント

本書では、加工肉などリスクの高い食材は使わず、どれも野菜がたっぷりとれる設計。また、厚生労働省が定める成人女性の摂取量を指標に、塩分過多にならないように組み立てています。

糖尿病

血液中の糖分を細胞に取り込むホルモン、インスリンの働きや分泌量が低下し、高血糖が慢性的に続く病気です。糖分が血液中に過剰にあることで血管の壁を傷つけ、血液がスムーズに回らなくなり、臓器に障害をきたします。その結果、視力の低下、神経障害（しびれ・立ちくらみ）、腎臓の機能低下など全身に影響が及ぶこともあります。

食生活と糖尿病

糖尿病には1型と2型があり、食生活と関連が深いのが2型糖尿病です。その大きな原因には肥満が挙げられます。肥満はインスリンを分泌するすい臓に大きな負担をかけますが、現在の医療では一度低下したすい臓の機能をもとに戻すことはできません。普段から食べすぎ・飲みすぎを避け、適切な食生活で予防することが何より重要になります。

本書レシピによる予防ポイント

本書でご紹介する献立の主食は、玄米ごはんや全粒粉パン。これらには、食後の血糖値の急上昇を抑える食物繊維が多く含まれます。また、2型糖尿病の多くは食べすぎによるものですが、食物繊維は食欲を抑え、肥満を予防する効果があると考えられています。

高血圧

高血圧とは文字通り、血圧が高いという病態（自宅で測定する血圧 135/85 mmHg 以上が維持されている状態）をいいます。自覚症状がない場合が多いのですが、心筋梗塞や脳卒中、腎不全などの原因となることもあります。上の血圧が 10mmHg 上がると、将来末期腎不全（腎臓の機能が著明に低下し、血液透析を考えなくてはならない状況）になるリスクが約30％上昇することが報告されています。

食生活と高血圧

高血圧の発症には、塩分のとりすぎ、肥満、アルコール摂取が強く関与しています。現在の日本人の食塩摂取量の平均値は1日10.1gですが、厚生労働省が定める目標量は「男性 / 7.5g 未満」「女性 / 6.5g 未満」。これは、現代人の多くが食塩をとりすぎていることを示しています。また、肥満は高血圧の発症頻度を上昇させ、BMIが高いほど発症リスクが高いことが報告されています。

本書レシピによる予防ポイント

高血圧の予防には、適切なカロリー摂取と体重管理がとても重要です。本書では、厚生労働省が定める成人女性の値を指標に、適切な塩分量と摂取カロリーを目標にすえ、さらに栄養がバランスよくとれるよう設計されています。

本書レシピの 健康 ポイント

ここでは本書でご紹介するレシピが、様々な病気にどのように貢献するかを簡単にご紹介します。

認知症

記憶障害など脳の認知機能の障害により、日常生活に支障をきたす疾患であり、有病率は65歳以上の約15％です。その割合は年々増加傾向であり、社会的に問題視されている疾患のひとつです。
認知症にはアルツハイマー認知症、脳血管性認知症、幻視を伴うレビー小体型認知症、前側頭型認知症などいくつか種類があります。

食生活と認知症

脳の神経を保護する栄養素であるビタミンB群や多価不飽和脂肪酸が多く含まれている食事が認知症予防に重要であると報告されています。ビタミンB群は豚肉やささみ、納豆など、多価不飽和脂肪酸はサバやイワシなどの青魚に多く含まれています。また、脳血管性認知症には、高血圧、糖尿病などが強く関連しているため、適切な塩分とカロリーの摂取がとても重要です。

本書レシピによる予防ポイント

認知症のなかで最も発症頻度が高いのがアルツハイマー型認知症です。その主な原因は、βアミロイドという異常たんぱくが脳に沈着することにあると考えられています。魚の油に含まれるDHAは、βアミロイドの生成を防ぐ作用が示されており、本書ではDHAを豊富に含む魚缶のレシピを数多く紹介しています。

心筋梗塞

心筋梗塞とは、心臓の表面にある細胞に酸素と栄養分を運ぶ動脈が詰まって血液が流れなくなり、細胞が壊死してしまう病気です。突然の激しい胸の痛みなどに襲われ、命に関わることもあります。

食生活と心筋梗塞

心筋梗塞の発症には悪玉コレステロール（LDLコレステロール）と、高血圧が関連しています。塩分のとりすぎ、カロリーや動物性脂肪のとりすぎが発症リスクを高める他、肥満も関連しており、適切なカロリー摂取が重要となります。

本書レシピによる予防ポイント

本書のレシピでは、悪玉コレステロールの値を下げるオメガ3脂肪酸（魚に多く含まれる油／EPA・DHA）や食物繊維を含む食材を多く取り入れています。

脳卒中

脳の血管が詰まったり破裂したりすることで、急に脳の一部の働きが悪くなり、身体機能や認知機能に障害をきたす病気です。現代の日本において、脳卒中は寝たきりとなる原因の第1位となっています。

食生活と脳卒中

脳卒中の発症には高血圧、糖尿病、脂質異常症が強く関連しています。よってそれらの発症や進行を予防するための適切な塩分制限・カロリー制限などが有効な予防法です。

本書レシピによる予防ポイント

本書では、厚生労働省が定める成人女性の値を指標に、適切な塩分量と摂取カロリーを目標にすえレシピを考案しています。

※Evidence（参考にした文献や論文）は、P.111に記載しています。

最新の医学論文をもとに、
医師と管理栄養士がレシピを考案。
地中海メソッド を取り入れた
健康効果の高い食事を提案しています。

健康効果が期待できる食事療法のひとつに「地中海食」があります。

これまで、糖質制限食をはじめ様々な研究がなされてきたなかで、地中海食は数多くの有名医学論文で高く評価されてきました。特に、ガン発症のリスクの低下[1]、2型糖尿病の予防[2]、肥満改善[3]、高血圧改善[4]、認知症の予防[5]といった、多岐にわたる効果が報告されています[6]。

しかし、伝統的な日本食とは異なる点も多く、日常の食卓にはあまり浸透していないかと思います。そこで本書では、地中海食の栄養構成の特徴を、現代の日本人の食卓に馴染みやすいようオリジナルのルール（P.10 参照）を設けてアレンジしています。

地中海食とは？

地中海食 の特徴

地中海食とは、ギリシャ、スペイン、イタリア、モロッコなど地中海沿岸諸国の伝統的な食事様式のことです。主食には全粒粉など未精製の穀物やパスタ、主菜・副菜の食材には肉よりも魚介が多く、常に野菜や果物、ナッツ、豆類を多く食しています。また、オリーブオイルやハーブを多用することも大きな特徴です。

注目ポイント！

● 全粒粉の穀物は食物繊維が多く、パスタは低 GI 食品。そのため、血糖値の上昇やコレステロールの吸収をゆるやかにする。

● 「動脈硬化を予防し、心血管疾患のリスクを低下させる」というエビデンスのある、オリーブオイルを多く使用している。

● 赤身肉や加工肉はあまりとらず、魚介類、卵、鶏肉、乳製品を適度に摂取している。

● 抗酸化作用の強い野菜や果物、ナッツなど植物性の食品を取り入れている。

本書のレシピの特徴

地中海メソッドの注目ポイントと調理科学を取り入れて、バラエティ豊かにレシピを設計しています。たとえば、一見は純和風の献立に見える馴染みのある料理も一工夫。栄養を満たしながらもカロリーと塩分は少なめ、もちろん美味しい！ いわば、地中海食と日本食のいいとこ取りをしています。

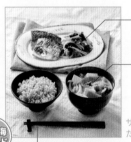

おひたしはオリーブオイルと
だしで和える

豆乳を加えて
まろやかさとコクをプラス

サバの塩焼きと小松菜のオリーブおひたし、
たっぷり野菜のコク甘味噌汁(P.68)

地中海メソッド

ごはんの量は少なめ。
その代わりに、
動脈硬化を予防する
オリーブオイルを多めに使用

肉の代わりにツナで作った肉じゃが
トッピングには砕いたナッツ

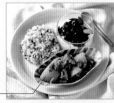

ツナナッツじゃが ＆
ブルーベリーヨーグルト(P.93)

少ない食材・簡単にできる調理法で、
カロリーを抑えつつ
栄養素を網羅できる 準完全栄養食 の
実践法を伝授します。

本書1章で紹介する献立は、日常の食卓にのぼる馴染みやすいメニューに地中海食の特徴を取り入れて、レシピを考案しています。エネルギー量、たんぱく質量、ビタミン量、ミネラル量は、厚生労働省発表の「日本人の食事摂取基準」[1]を指標にし、準完全栄養食（下記参照）に仕立てました。

本書における 準完全栄養食とは？

必要な栄養素が
ほぼ含まれる食事

20〜60歳の日本人女性の食事摂取基準の推奨量（令和元年度「国民健康・栄養調査」より）をもとに、1食で「不足している栄養素」の推奨量の1/3以上が摂取できる食事を「準完全栄養食」と定義し、本書のレシピ考案の基準としています。

不足している栄養素・その基準値

ビタミンA 234µg	ビタミンD 2.9µg	ビタミンB1 0.40mg	ビタミンB2 0.40mg
ビタミンC 34mg	カリウム 867mg	カルシウム 217mg	マグネシウム 97mg
	鉄 3.5mg	亜鉛 2.7mg	

本書が提案する献立は、これらの栄養素を基準値以上に引き上げるよう設計しています。

1章で提案する献立の
栄養のルール

エネルギー量	1献立 500〜600kcal※
たんぱく質	20〜30g※

※平均身長154cm（令和元年度「国民健康・栄養調査」）の20歳以上の女性のエネルギー必要量の1食分の目安を設定

塩分量	2.5g 以下※※

※※食事摂取基準の成人女性の目標量である6.5g/日を基準に、朝・昼食で2.0g以下、夕食で2.5g以下と設定

不足しがちなビタミン、ミネラルがとれる
準完全栄養食 の献立

夕食の献立は
栄養充足率のグラフ付き！

1章の料理写真の下に配置したグラフでは、日本人女性に不足しがちな栄養素がバランスよく満たされている献立であることを確認できます。

この献立の栄養充足率

エネルギー		585kcal	
糖　質	47.2g	たんぱく質	39.8g
脂　質	25.2g	塩　分	2.4g

	基準値 100%	200%	
ビタミンA			507µg
ビタミンD			6.2µg
ビタミンB1			1.73mg
ビタミンB2			0.82mg
ビタミンC			61mg
カリウム			1739mg
カルシウム			376mg
マグネシウム			129mg
鉄			7.0mg
亜鉛			5.1mg

特徴 **3**

調理科学をもとにした 誰でも美味しく感じる 味付けや、 栄養の流出を抑える方法など、 手早く作れる美味しい健康食のコツがわかります。

健康重視の料理は「味が薄い」「美味しくない」「食べた気がしない」などといわれます。そうした懸念点を解決するため、調理科学で証明された「人間が美味しく感じる法則」にならって調味しています。さらに、塩分過多や栄養の流出を防ぐ調理法、「しっかり食べた感」を味わえる組み合わせなども随所に活用しています。

栄養をバランスよく摂取することで、からだの働きが整いやすくなるうえ、メンタルの安定も期待できるといわれています。ぜひ美味しい健康食の参考にしてください。

美味しい健康食のための工夫

味付けの工夫

最も味を左右するのは塩加減。そして、多くの人が「美味しい」と感じる塩加減は、人間の血液の塩分濃度と同じ0.85〜0.9%(≒1%)であることがわかっています。
本書のレシピではこの法則にならい、仕上がった料理の液体量の塩分濃度が0.8〜1%になることを指標にレシピを考えています。
また、油や旨味が多く入る場合には、塩分濃度は0.6〜0.7%でよいとされており、美味しさを保ちながら減塩しています。

> 覚えて
> おくと
> 便利!
>
> 美味しいと感じる塩加減は
>
> 食材の重さ に対して
> # 1%
> 食材の重さ×0.01＝塩の量

塩分を抑える工夫

1章でご紹介する夕食の献立では、味噌汁やスープなどたくさんの汁ものが登場しますが、どれも具だくさん。液量を極力少なくして、塩分量を抑えています。また、だしや食材から出た旨味、酢やレモンなどの酸味、しょうがやカレー粉などの香辛料を用いて、味の個性付けをしています。
さらに、電子レンジを活用し、調味料の使用量を極力抑えています。
※電子レンジ調理は他にも数多くのメリットがあり、P.18にて紹介しています。

> 覚えて
> おくと
> 便利!
>
> 塩分を抑えるためには
>
> ●汁ものは具だくさんに
> ●だしや香辛料を使う
> ●レンジ活用で調味料を
> 　少なく

「しっかり食べた」を味わえる工夫

目から入る情報でもの足りなさを感じないよう、どのレシピも野菜をたっぷり使って、見た目のボリュームを重視しています。
また、たんぱく質が必要分満たされ、栄養バランスが整うと、自ずと食欲が落ち着きます。さらに、本書のレシピに多く活用しているオリーブオイルは、血糖値の急上昇や食欲を抑える効果が期待できます。

> 覚えて
> おくと
> 便利!
>
> 満足感のある食事にするには
>
> ●野菜たっぷり
> ●たんぱく質をしっかりとる
> ●栄養バランスを考える
> ●オリーブオイルを活用する

美味しさを引き出す調理科学

本書では「人が美味しいと感じる塩分量」の他にも、調理科学を活用した「美味しさを引き出すコツ」を随所に活用しています。その一部をご紹介します。

魚は塩をふって臭みを取る

なぜ 臭みのもとは、トリメチルアミンという物質。塩をふることで水分とともに臭み物質も出てくるため。ペーパータオルでしっかり拭き取ると臭みが少なくなる。

しょうが汁は肉をやわらかくする

なぜ しょうがに含まれる酵素が、肉に含まれるたんぱく質を分解するため。

香味野菜や香辛料は冷たい油から熱する

なぜ 香りや辛味の成分は油に溶けやすい性質があるため、高温では成分が揮発し、こげやすい。冷たい油から加熱すると、香りが広がる。

味付けは熱いうちにしてしばらくおいておくとしみこむ

なぜ 食材は加熱すると水分が抜けて、その分調味料を吸う。味は冷めるときに浸透していくため、火を止めておいておくとしみこむ。

食材を下味に長く漬けない

なぜ 塩分濃度が高い調味液に長く漬けることで、浸透圧で食材の水分が抜ける。さらに加熱することで固くなってしまう。

からだによいオリーブオイルも、とりすぎには注意！

オリーブオイルには、オレイン酸やリノール酸といった健康効果の高い脂肪酸が豊富に含まれています。抗炎症・抗酸化作用があり、動脈硬化や生活習慣病の予防、便秘の改善も期待されている優秀な食品です。しかし、いくらからだによいとはいえ、オリーブオイルを無制限に使用してはいけません。

健康的な食生活においては、自分の身長・性別・年齢・活動量に合わせた「エネルギー量」を順守することがとても大切です。オリーブオイルに限らず、「健康効果」を得ようとして単独の食品のエネルギー量を無視することは医学的に不適切です。オリーブオイルは大さじ1杯で小さめのおにぎり1個分のカロリーがあり、少しの使いすぎで容易にカロリーオーバーになってしまいます。本書では、献立・レシピ全体で適切なエネルギー量になるように計算し、それぞれの食品の量を調節しています。野菜の少しの増量や減量は問題ありませんが、特にオリーブオイルについては、レシピの量を守っていただくことをおすすめします。

覚えておきたい組み合わせのポイント

どんなに美味しいごはんでも、どんなに栄養が整っていても、料理に手間暇をかけていては長続きしません。

食卓に何品も並べる必要はなく、忙しい朝や昼は1品、夕食は2品で十分に栄養を補えます。

だからこそ、日常に使う食材の栄養価に注目しましょう。

本書では以下の簡単ルールを基本にすえて、レシピを考案。

小さなポイントを覚えておくと、家にある食材を使って応用できるようになります。

品数と組み合わせのルール

RULE 1 夕食は「主食＋2品」が基本！

> ごはんは玄米ごはん、雑穀ごはん、オートミールごはん、全粒粉パンなどがおすすめ

主食 ごはん100g
（8枚切りの食パン1枚、スパゲティ50gでもOK）

注目！ 主食の量を少なくした分、オリーブオイルを加えて栄養と食事の満足感をプラス

主菜 メインの食材に脂の少ない肉＋オリーブオイル 大さじ1（1人あたり）

または

油の多い魚＋オリーブオイル 小さじ1（1人あたり）

＋

たっぷりの野菜やきのこ類

注目！ 鶏肉、魚缶、小松菜、まいたけ、低脂肪牛乳などの優秀食材を活用して、栄養の軸を整える。（P.34、P.35、P.60、P.61）

副菜（汁もの）
● 汁ものはできるだけ液量を少なくして減塩
● 主菜で使った食材を副菜にも使用し、下ごしらえを同時にすることで時短

注目！ 野菜を冷蔵庫に長くおかず、新鮮なうちに使うメリットも！

RULE 2 朝と昼は手軽に栄養バランスが整う一皿

● 果物やナッツを取り入れる
● オリーブオイル＋いも類（かぼちゃでもOK）50g
● 牛肉や豚肉より、鶏肉や魚をチョイス
● 野菜は常にたっぷり

注目！ 日本の伝統的な食事では使われることが少ない果物やナッツを取り入れる。

RULE 3 カルシウム補充のため、低脂肪の乳製品を積極的にとる

RULE 4 間食はできるだけ自分で作る無添加のおやつ

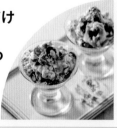

自分の適正体重と適正摂取カロリーを
知っておきましょう

「健康的なからだ」のひとつの目安として、身長と体重から割り出す
「BMI(Body Mass Index)」という値があります。
これは肥満度の判定に用いる数値で、自分の数値を把握しておくと、健康管理がしやすくなります。
BMI値は以下の計算式で算出することができます。

$$\text{BMI値} = 体重(kg) \div (身長\langle m \rangle \times 身長\langle m \rangle)$$

BMIによる肥満判定基準

判定	低体重	標準体重	肥満1度	肥満2度	肥満3度	肥満4度
BMI(kg/m²)	18.5未満	18.5以上25.0未満	25.0以上30.0未満	30.0以上35.0未満	35.0以上40.0未満	40.0以上

「国民健康・栄養調査」による20～50歳女性の目標BMIの平均値は21.7（約22）。
なお、この平均値「BMI22」とご自身の身長から適正体重を割り出すこともできます。

$$\text{適正体重} = 身長(m) \times 身長(m) \times 22$$

1日にどのくらいのカロリーを摂取してよいの？

以下の表は、20～50歳女性の目標BMIの平均値21.7をもとにして、
1日に必要な摂取カロリーを身長別・活動量別に表したものです。

※摂取カロリーはおおまかな数値

身長(cm)	体重(BMI 21.7)(kg)	活動量(低)(kcal)	活動量(中)(kcal)	活動量(高)(kcal)
150	49	約1500	約1750	約2000
154	51	約1580	約1850	約2100
155	52	約1600	約1870	約2140
160	56	約1700	約2000	約2280
165	59	約1810	約2100	約2420

ご自身の身長に近い欄をご参照ください。体重欄にある数値がBMIをもとにした目標体重。
活動量の下に並んだ数値が1日の摂取カロリーの目安です。摂取カロリーは活動量によって違うため、
以下の表からご自身の1日の生活内容に該当する欄のカロリーを目安にしてください。

活動量(低)	1日のほとんどを座って過ごしている
活動量(中)	座っていることが多いが、家事や買い物、散歩、階段の上り下りなどをする
活動量(高)	立ち仕事や移動が多い仕事をする。トレーニングやスポーツなど運動習慣を持っている

目 次

1章　からだをつくる 最強 の２品献立

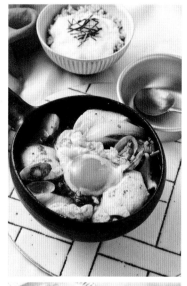

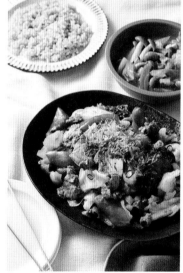

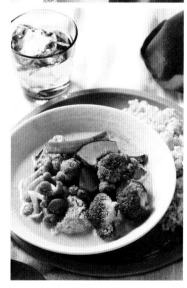

目 次

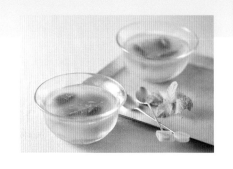

2章 栄養がとれる
　　　朝・昼の 時短 レシピ

3章 こころを癒す
　　　ヘ ル シ ー おやつ

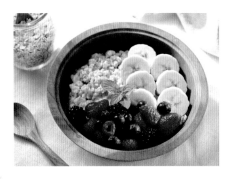

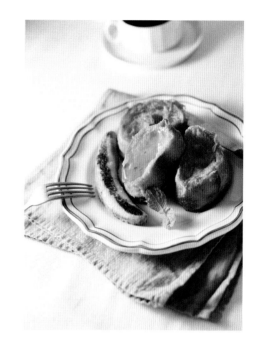

staff

● 執筆、レシピ考案（1・2章）
　堤 貴大

● レシピ監修と調理（1・2章）
　栄養監修（1・2・3章）
　前田 量子

● レシピ考案、調理（3章）
　吉岡 千佳

● 料理アシスタント
　岩崎 幸枝、二階堂 麻奈美

● スタイリング
　佐藤 絵理（eNoa+）

● 撮影
　島根 道昌

● デザイン
　三谷 夏生（イエブル）

● 校正
　前田 理子（みね工房）

● 編集
　中村 美砂子（モック社）

● 協力
　ナチュレライフ編集部

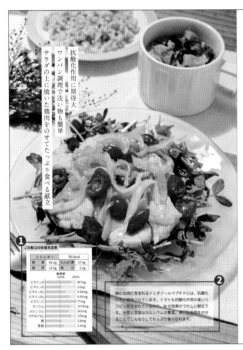

本書の使い方

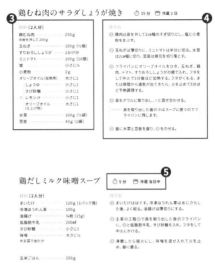

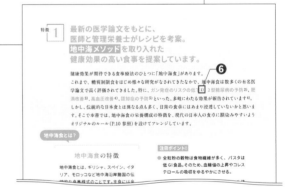

❶ **献立の栄養充足率**

＊ 同ページにある写真（主食・主菜・副菜）の総摂取
カロリーと栄養充足率を表しています。

＊ 使用する食材によって、カロリーや栄養価に多少の
差異が出ます。表およびグラフは参考値としてご覧
ください。

❷ **献立のミニ解説**

写真の献立について解説しています。食材に含まれる
栄養素とその働き、食べ方のアドバイスなども紹介し
ています。

❸ **材料**

＊ 計量の単位は、小さじ1＝5㎖、大さじ1＝15㎖です。
いずれもすりきりで量ります。

＊ 分量の後ろにある括弧書きは「分量の目安」です。

❹ **作り方**

＊ 食材の下準備について、特に明記していないものは
「洗う」「皮をむく」「種やヘタを取る」などの工程は
表記を省略しています。

＊ ガスコンロ、IHヒーターなど、調理器によって火力
が違うため、表記の加熱時間を目安に火加減を適宜
調節してください。

＊ 電子レンジは「600Wのものを使用した場合」で表
記しています。機種によってW数が異なりますので、
加熱時間はP.18の「W数別 加熱時間換算表」を参
考に適宜調整してください。

＊ 特に明記していないものは、「2人分」のレシピです。
電子レンジで調理する場合、1人分を作るときは加
熱時間を半分にしてください。

❺ **レシピ名の横のアイコン**

⏱ 調理時間の目安です。

🍲 保存可能な日数の目安です。

❻ **出典**

＊ 本文中の括弧書きは、参考にした文献や論文
の出典に紐づく番号です。P.111にある、＜頁
ナンバー＞と番号でご参照ください。

＊ 各レシピの総摂取カロリーと栄養価、分量の目
安は、『1個、1尾、1切れ、1杯がひと目でわかる
食品の栄養とカロリー事典 第3版』（女子栄養
大学出版部 発行）を参考にしています。

1章

からだをつくる
最強の2品献立

からだをつくるのは日々の食事。

毎日のことだからこそ、

美味しく、手早く、しっかり栄養がとれる料理がいいですよね。

そこで、夕食におすすめしたい30の献立をご紹介。

ごはんやパンに合う、主菜と汁ものなどの2品仕立てで

十分に満足感が味わえるようレシピを設計しています。

バツグンの栄養効果を持つ優秀食材を活用した

家計にもやさしい最強の献立です。

誰でも上手にできる 電子レンジ調理
活用のメリットとコツ・注意点

本書ではレシピの工程に電子レンジを多く活用しています。
「解凍や温めにしか使っていない」という方も多い電子レンジですが、簡単なコツをつかめば、
煮もの、焼きもの、炒めものなど様々な料理をスピーディーに、失敗なく仕上げることができます。
さらに、食材の栄養価を逃さず、調味料も少なくてすみます。
ここでは電子レンジ調理のメリットとコツ・注意点をお伝えします。

\こんなに多い/
電子レンジ活用のメリット

メリット 1 栄養価を逃さない

水溶性で熱に弱いビタミンCやビタミンB群は、ゆでる際に栄養素が流出してしまいます。その点、電子レンジはゆでこぼさず、加熱時間も少ないため栄養価を逃しません。カルシウムや鉄などミネラル類も多く残します。

メリット 2 下ごしらえが短時間 野菜も色鮮やかに

野菜の下ゆでなどは電子レンジがおすすめです。スピーディーに仕上がるうえ、食材の持つ色素成分が分解されにくく、色鮮やかに仕上がります。メリット1の解説の通り、栄養の流出を防ぐのも大きなメリットです。

メリット 3 美味しく仕上がる 失敗しにくい

料理に火をかけすぎると色が変わったり食感が損なわれたりしますが、電子レンジ調理は加熱時間を間違えなければ、ほぼ失敗しません。調味液が滞留しないため煮崩れしにくく、芯から熱が通るため美味しく仕上がります。

メリット 4 少ない調味料ですむのでヘルシー

食材が持つ水分で調理するため、調味料が少なくても味がしっかり入ります。油も同様。肉料理などは食材の油で調理できるので、フライパンで調理するより少なくてすみます。その分、カロリーや脂質を抑えることができます。

W数別 加熱時間換算表

本書では600Wの電子レンジによる加熱時間を掲載しています。W数が異なる電子レンジを使う場合は、下記の換算表を目安に加熱時間を調節してください。

500W	600W	700W
40秒	30秒	30秒
1分10秒	1分	50秒
1分50秒	1分30秒	1分20秒
2分20秒	2分	1分40秒
3分	2分30秒	2分10秒

※10秒未満は四捨五入

他にも
- 後片付けが簡単
- 火を使わないから安全
- 調理中に目と手を離せる

など、たくさんのメリットがあります！

コツ 1 電子レンジの加熱時間は 材料の重量で決まる

電子レンジの加熱時間は、材料の総重量 100gに対して、600W で 1 分30 秒〜2 分30 秒が目安。総重量と加熱時間はほぼ比例するので、総重量が 2 倍になれば加熱時間も 2 倍を目安とすればよいでしょう。本書では、特に記載がない場合は600W で調理しています。

W 数が異なる電子レンジを使う際は、P.18「W 数別加熱時間換算表」を参考にしてください。

覚えておくと便利！

材料の総重量 100g

↓

電子レンジ 600W で
1 分30 秒 〜 2 分30 秒
が目安

※使用状況により出力が弱まることがあるので、お使いの電子レンジの様子を見て調節してください。

コツ 2 ラップをかける時、 かけない時

電子レンジ調理でラップを「かける/かけない」は、味を決める重要ポイント。ラップをかければ蒸気がこもり、ラップをかけなければ蒸気は逃げます。つまり、しっとり仕上げたい時はラップをかける、カラッと仕上げたい時はラップをかけない、と覚えておきましょう。また、ラップをかけることで食品の飛び散りも防ぎますので、タレがかかったものなどを加熱する時はラップをかけましょう。

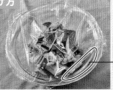

ラップのかけ方

蒸気の逃げ道

電子レンジは調理中に水蒸気が発生するため、ラップをかける際はどこかを開けて蒸気を逃がす必要があります。レシピ本でよく見る「ふんわりラップをかけて」という工程は、耐熱容器をぴっちり覆ってしまわずに蒸気の逃げ道を作るということ。ぴっちり覆ってしまうと、容器に張りついてしまうので、高温になったラップを外す際に注意が必要になります。

電子レンジ調理の注意点

注意 1 液体の 吹きこぼれに注意！

水や味噌汁など液体を加熱していて、突然吹きこぼれることがあります。加熱オーバーで沸点を超えてしまったときに起きる「突沸」という現象です。液体は加熱時間を控えめにして一度取り出し、まだ加熱が足りないようなら10 秒ずつ追加して様子をみましょう。

また、うっかり加熱しすぎた際はすぐに取り出さずに 1 分ほど様子をみましょう。動かした衝撃で、液体が突然あふれることもあるので注意が必要です。

水100㎖を600W で加熱する場合、
温度は1 秒で1℃上昇します。
この公式を使うと、1 分30 秒くらいかけると沸騰します。

注意 2 膜のある食品は 破裂防止の工夫を

卵やたらこ、ウインナーソーセージ、なすなど、膜や皮で覆われている食品は、あらかじめ穴を開ける、切り目を入れるなどして蒸気の逃げ道を確保しましょう。食品内部から加熱が進むため、膜や皮で覆われている食品をそのままで加熱すると破裂します。

本書のレシピには、卵を加熱する工程があります。その際は、耐熱容器に卵を割り入れ、竹串などで穴を数か所開けてから電子レンジにかけましょう。

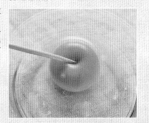

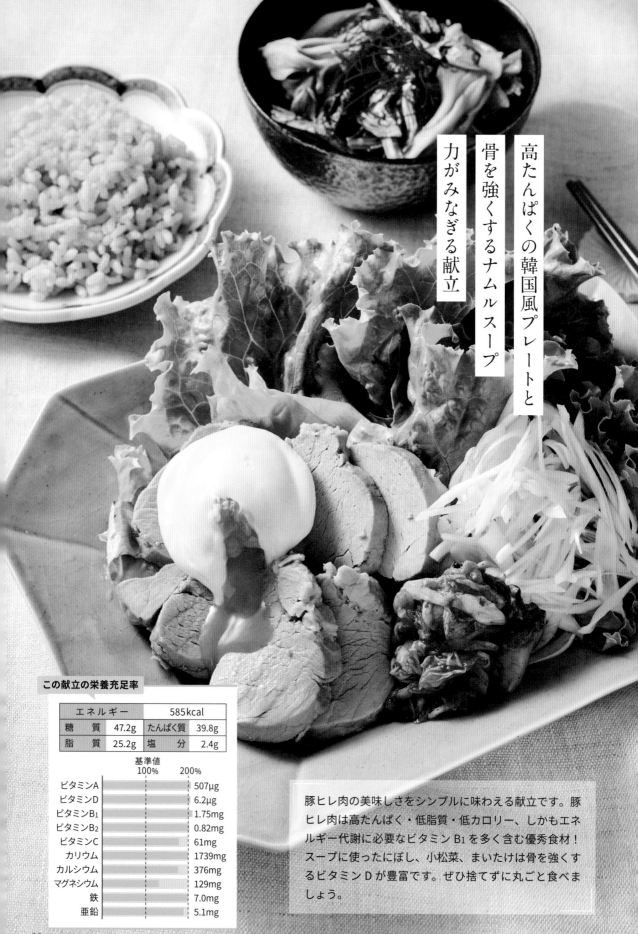

高たんぱくの韓国風プレートと
骨を強くするナムルスープ
力がみなぎる献立

この献立の栄養充足率

エネルギー		585kcal	
糖　質	47.2g	たんぱく質	39.8g
脂　質	25.2g	塩　　分	2.4g

	基準値 100%	200%	
ビタミンA			507µg
ビタミンD			6.2µg
ビタミンB$_1$			1.75mg
ビタミンB$_2$			0.82mg
ビタミンC			61mg
カリウム			1739mg
カルシウム			376mg
マグネシウム			129mg
鉄			7.0mg
亜鉛			5.1mg

豚ヒレ肉の美味しさをシンプルに味わえる献立です。豚ヒレ肉は高たんぱく・低脂質・低カロリー、しかもエネルギー代謝に必要なビタミンB$_1$を多く含む優秀食材！スープに使ったにぼし、小松菜、まいたけは骨を強くするビタミンDが豊富です。ぜひ捨てずに丸ごと食べましょう。

レンジで蒸し豚　⏱ 10分　🍱 冷蔵 2〜3日

材料（2人分）

●蒸し豚

豚ヒレ肉	200g
A　酒	大さじ1
塩	ひとつまみ
オリーブオイル	大さじ1
リーフレタス	120g（3枚）
長ねぎ	25g（10cm）
白菜キムチ	60g

●蒸し卵

卵	2個
水	大さじ2

耐熱容器に水を入れて卵を割り入れる。爪楊枝で黄身に破裂防止の穴を開け、ふんわりラップをかけて電子レンジで2分加熱する。

作り方

① リーフレタスは食べやすい大きさにちぎり、長ねぎは千切りにする。

② 耐熱容器に豚肉とAを入れてよくもみ込み、ふんわりラップをかけて電子レンジで3分加熱する。一度取り出し、ひっくり返してさらに2分加熱する。

> memo　火が通ったことを確認し、まだの場合は10秒ずつ加熱して様子を見ましょう。

③ 豚肉の粗熱が取れたら、食べやすい大きさに切って器に盛り、蒸し卵と①の野菜、キムチを添える。

> memo　豚肉から出た汁にも栄養が含まれています。捨てずにスープに使いましょう。

カリカリにぼしと青菜のナムルスープ　⏱ 10分　🍱 冷蔵 2日

材料（2人分）

食塩無添加の食べるにぼし	10g
小松菜	200g（5株）
まいたけ	120g（1パック強）
長ねぎ	25g（10cm）
A　しょうゆ	小さじ1
酢	小さじ1
ごま油	小さじ1
オリーブオイル	大さじ1
水	100ml
白いりごま	適宜
糸唐辛子	適宜
蒸し豚から出た汁	全量

玄米ごはん	200g

作り方

① 小松菜は3cm幅に、長ねぎは斜め薄切りにする。まいたけはほぐす。

② 耐熱容器に、にぼし、長ねぎ、オリーブオイル、まいたけ、小松菜の順で入れ、ふんわりラップをかけて電子レンジで4分加熱する。

③ 水と蒸し豚から出た汁を加えて電子レンジでさらに1分加熱し、Aを入れて混ぜる。

④ お好みでいりごまや糸唐辛子を散らす。

21

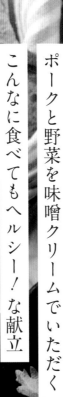

ポークと野菜を味噌クリームでいただく

こんなに食べてもヘルシー！な献立

この献立の栄養充足率

エネルギー		585kcal	
糖 質	53.4g	たんぱく質	38.7g
脂 質	23.3g	塩 分	2.3g

	基準値 100%	200%	
ビタミンA			474µg
ビタミンD			3.5µg
ビタミンB$_1$			1.76mg
ビタミンB$_2$			0.91mg
ビタミンC			96mg
カリウム			1812mg
カルシウム			255mg
マグネシウム			128mg
鉄			4.2mg
亜鉛			4.2mg

豚ヒレ肉は疲労回復が期待できるビタミンB$_1$を多く含みます。蒸し野菜に使ったかぼちゃやブロッコリーは高い抗酸化力を持つビタミンEが豊富。健康はもちろん、若々しいからだを維持したい方へおすすめの献立です。肉も野菜も味噌風味のクリームソースと好相性！

やわらかポークのきのこ味噌クリーム ⏱ 15分 🥫 冷蔵2日

材料（2人分）

●やわらかポーク

豚ヒレ肉	………	200g
A 塩	………	小さじ¼
オリーブオイル	………	大さじ1
春菊	………	120g（8茎）
ごま油	………	小さじ1
粗びき黒こしょう	………	適宜

●きのこ味噌クリーム

まいたけ	………	120g（1パック強）
しめじ	………	100g（1パック）
玉ねぎ	………	50g（¼個）
味噌	………	小さじ2
薄力粉	………	大さじ2
低脂肪牛乳	………	200㎖
オリーブオイル	………	大さじ1

作り方

① まいたけとしめじはほぐす。玉ねぎは薄切り、春菊は食べやすい大きさに切る。

② 耐熱容器に豚肉とAを入れてもみ込み、ふんわりラップをかけて電子レンジで2分30秒加熱する。

③ 豚肉を取り出してアルミホイルで包み、5分ほどおいて粗熱を取る。

> memo　この時、耐熱容器は洗わずに、豚肉から出た肉汁をソースに使いましょう。

④ 豚肉の肉汁が入った耐熱容器に、まいたけとしめじ、玉ねぎを入れ、ふんわりラップをかけて電子レンジで3分加熱する。

⑤ ④にオリーブオイルと薄力粉を加え、混ぜながら低脂肪牛乳を3回に分けて入れる。ラップをかけずに電子レンジで2分加熱し、仕上げに味噌を入れてよく混ぜる。

⑥ 豚肉を一口大にスライスして、春菊と一緒に器に盛り、⑤のきのこ味噌クリームを添える。お好みで粗びき黒こしょうをふり、春菊にごま油をかける。

蒸し野菜 ⏱ 10分 🥫 冷蔵2日

材料（2人分）

かぼちゃ	………	120g
ブロッコリー	………	80g（5〜6房）
粒マスタード	………	小さじ1
全粒粉食パン（8枚切り）	………	2枚

作り方

① かぼちゃは薄切りに、ブロッコリーは小房に分け、大きいものは半分に切る。

② 野菜に水気がついたまま耐熱容器に入れ、ふんわりラップをかけて電子レンジで5分加熱する。

③ 器に盛り、粒マスタードを添える。

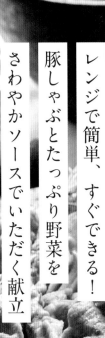

レンジで簡単、すぐできる！
豚しゃぶとたっぷり野菜を
さわやかソースでいただく献立

この献立の栄養充足率

エネルギー		600kcal
糖　質	61.7g	たんぱく質　31.7g
脂　質	23.3g	塩　分　2.2g

	基準値 100%	200%	
ビタミンA			665μg
ビタミンD			3.0μg
ビタミンB₁			1.18mg
ビタミンB₂			0.69mg
ビタミンC			65mg
カリウム			1782mg
カルシウム			292mg
マグネシウム			178mg
鉄			3.5mg
亜鉛			4.7mg

高たんぱくの豚肉をレモン風味のソースでさっぱりいただく一皿と、栄養価バツグンのごま味噌トマトスープの献立です。玉ねぎの食感が残るソースは、付け合わせの野菜ともよく合います。栄養価の高い豚もも肉ですが、脂質が多い傾向にあるので脂肪の少ない赤身の強いものを選びましょう。

豚しゃぶの塩玉ねぎソース　⏱ 10分　🍲 冷蔵 当日中

材料（2人分）

●豚しゃぶ

豚もも肉（薄切り）	160g
まいたけ	120g（1パック強）
ほうれん草	200g（5株）
大根	80g（2cm）
キャベツ	50g（小1枚）
にんじん	20g（2cm）
A 塩	ひとつまみ
酒	小さじ2
黒こしょう	適宜

●塩玉ねぎソース

玉ねぎ	80g（½個弱）
オリーブオイル	小さじ2
B レモン汁（酢でもOK）	大さじ2
塩	ひとつまみ
肉から出た汁	全量

粗みじん切りにした玉ねぎとオリーブオイルを耐熱容器に入れ、ふんわりラップをかけて電子レンジで1分加熱する（玉ねぎは半透明でOK）。その容器に「豚しゃぶ」の工程❸で出た汁とBを加えて混ぜ合わせる。

作り方

① 大根、キャベツ、にんじんは千切りに、ほうれん草はサッとゆでて3cm幅に切る。まいたけはほぐす。

② 耐熱容器に豚肉とAを入れてよくもみ込む。汁気がなくなったら1枚ずつ広げて並べ、豚肉の間にまいたけを挟みながら重ねる。

③ ふんわりラップをかけて電子レンジで3分30秒加熱し、取り出したらラップをしっかりかけて粗熱が取れるまでおく。

> memo　加熱後、肉にほんの少し赤みが残っていてもOK。余熱で加熱されます。

④ 器に野菜と肉を盛りつけ、お好みで黒こしょうをふる。塩玉ねぎソースを添える。

ごま味噌トマトスープ　⏱ 5分　🍲 冷蔵 当日中

材料（2人分）

大根	60g（1.5cm）
にんじん	20g（2cm）
トマト	100g（大½個）
すりおろしにんにく	1かけ分
すりおろししょうが	1かけ分
きび糖	小さじ2
白ねりごま	小さじ2
味噌	小さじ2
食塩無添加顆粒だし	1g
低脂肪牛乳	200ml
玄米ごはん	200g
刻みのり	ひとつかみ

作り方

① 大根とにんじんは薄いいちょう切りに、トマトは角切りにする。

② 小鍋に味噌以外の材料を入れて中火にかけ、沸騰したら弱火にする。

③ 野菜がやわらかくなったら火を止め、味噌を入れて溶かす。

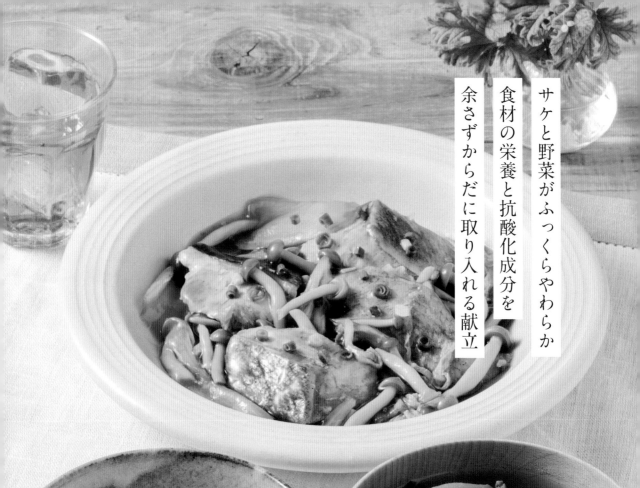

サケと野菜がふっくらやわらか
食材の栄養と抗酸化成分を
余さずからだに取り入れる献立

この献立の栄養充足率

エネルギー		522kcal	
糖 質	58.6g	たんぱく質	37.3g
脂 質	14.7g	塩 分	2.3g

	基準値 100%　　200%	
ビタミンA		358μg
ビタミンD		39.0μg
ビタミンB₁		0.59mg
ビタミンB₂		0.59mg
ビタミンC		62mg
カリウム		1684mg
カルシウム		246mg
マグネシウム		144mg
鉄		4.5mg
亜鉛		2.7mg

あらゆる食材のなかでビタミンDの含有率がトップクラスのサケには、抗酸化作用の高いアスタキサンチンも豊富に含まれています。電子レンジで調理することで栄養を逃さず、しかもやわらかく仕上げることができます。たっぷり野菜を入れた味噌汁も、食物繊維や抗酸化作用の高い栄養素の宝庫です。

サケの白菜きのこあんかけ ⏱ 20分 🥫 冷蔵2日

材料（2人分）

生サケ（切り身）	240g（2枚）
白菜	200g（1～2枚）
しめじ	100g（1パック）
しょうが	1かけ
切り昆布	1g
A しょうゆ	大さじ1
きび糖	大さじ1
酢	小さじ1
塩	少々
片栗粉	小さじ2
水	大さじ2
ごま油	小さじ1
小ねぎ（輪切り）	適宜

作り方

① サケに塩をふり、10分ほどおく。出てきた水分を拭き取る。

memo 魚から出る水分をしっかり拭き取ることで、臭みを抑えることができます。

② 白菜は1cm幅のそぎ切りに、しょうがは千切りにする。しめじはほぐす。

③ 耐熱容器に②とA、サケと切り昆布を入れ、ふんわりラップをかけて電子レンジで8分加熱する。全体に火が通ったらサケのみ取り出して器に盛る。

memo まだサケに火が通っていなかったら、30秒ずつ加熱して様子を確認しましょう。

④ ③の耐熱容器に水で溶いた片栗粉を加えて全体を混ぜ、ラップをせずに1分加熱する。昆布を取り出し、香りづけのごま油をまわしかける。

⑤ ④をサケにかけて、お好みで小ねぎをのせる。

たっぷり野菜のオリーブオイル味噌汁 ⏱ 10分 🥫 冷蔵2日

材料（2人分）

白菜	140g（1枚）
小松菜	120g（3株）
長ねぎ	50g（20cm）
にんじん	50g（3cm）
エリンギ	50g（1本）
油揚げ	¾枚（15g）
酒	大さじ1
食塩無添加の顆粒だし	2g
味噌	小さじ2
水	100ml
オリーブオイル	小さじ2
玄米ごはん	200g

作り方

① 白菜は1cm幅のそぎ切りに、長ねぎは1cm幅の斜め切りに、小松菜と油揚げは1cm幅に切る。にんじんは薄切りに、エリンギは食べやすい大きさの薄切りにする。

② 鍋ににんじんと酒を入れて中火にかける。沸騰したら白菜、長ねぎ、エリンギ、油揚げ、小松菜、顆粒だし、水を入れ、再沸騰したら弱火にする。

③ 野菜がやわらかくなったら火を止めて、味噌を溶かし入れる。器によそい、食べる前にオリーブオイルをまわしかける。

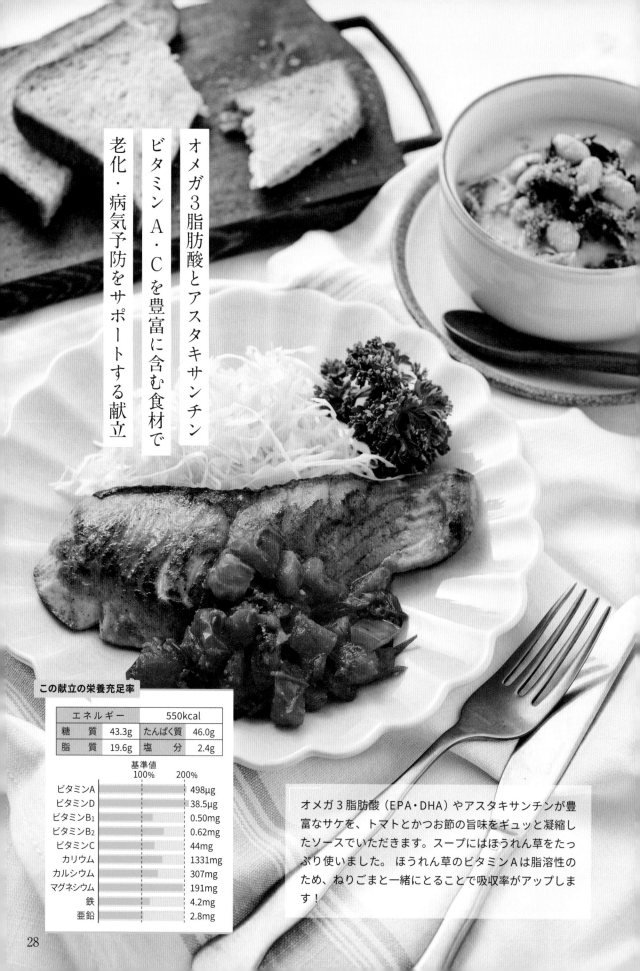

オメガ３脂肪酸とアスタキサンチン
ビタミンＡ・Ｃを豊富に含む食材で
老化・病気予防をサポートする献立

この献立の栄養充足率

エネルギー			550kcal
糖　　質	43.3g	たんぱく質	46.0g
脂　　質	19.6g	塩　　分	2.4g

	基準値 100%	200%	
ビタミンA			498μg
ビタミンD			38.5μg
ビタミンB₁			0.50mg
ビタミンB₂			0.62mg
ビタミンC			44mg
カリウム			1331mg
カルシウム			307mg
マグネシウム			191mg
鉄			4.2mg
亜鉛			2.8mg

オメガ３脂肪酸（EPA・DHA）やアスタキサンチンが豊富なサケを、トマトとかつお節の旨味をギュッと凝縮したソースでいただきます。スープにはほうれん草をたっぷり使いました。ほうれん草のビタミンＡは脂溶性のため、ねりごまと一緒にとることで吸収率がアップします！

サケのステーキ 旨味トマトソース添え　⏱ 15分　🍲 冷蔵 当日中

材料（2人分）

●サケのステーキ

生サケ（切り身）	240g（2枚）
キャベツ	60g（小1枚）
塩	ふたつまみ
薄力粉	大さじ2
オリーブオイル	小さじ2
パセリ	適宜

●旨味トマトソース

トマト	150g（1個）
すりおろしにんにく	1かけ分
かつお節	2.5g
酢	大さじ1
はちみつ	小さじ1

作り方

1. キャベツは千切りに、トマトは2cmの角切りにする。

2. サケに塩をふり、5分程度おく。出てきた水分を拭き取り、薄力粉を薄くまぶす。

3. フライパンにオリーブオイルをひいて中火にかけ、サケを皮目から焼く。こんがりしてきたらひっくり返し、火が通ったら取り出して器に盛る。

4. 同じフライパンに旨味トマトソースの材料を入れて煮詰め、とろみがついたら火を止める。

5. サケの横に4のソースをかけ、キャベツを添える。お好みでパセリを飾る。

山盛りほうれん草のごまポタージュ　⏱ 10分　🍲 冷蔵 当日中

材料（2人分）

冷凍ほうれん草	200g
ゆで大豆	80g
低脂肪牛乳	140ml
味噌	大さじ½
はちみつ	大さじ½
白ねりごま	大さじ1
白すりごま	小さじ1
全粒粉食パン （8枚切り）	2枚

作り方

1. 冷凍ほうれん草は水にさらした後、よく絞る。

2. 耐熱容器に1とゆで大豆、低脂肪牛乳、ねりごまを入れ、ふんわりラップをかけて電子レンジで3分加熱する。

3. 味噌とはちみつを溶かし入れて器に盛り、すりごまをかける。

> memo　粗びき黒こしょう、カレー粉、シナモンパウダー、山椒粉などお好みのスパイスをかけて食べても美味しく仕上がります。

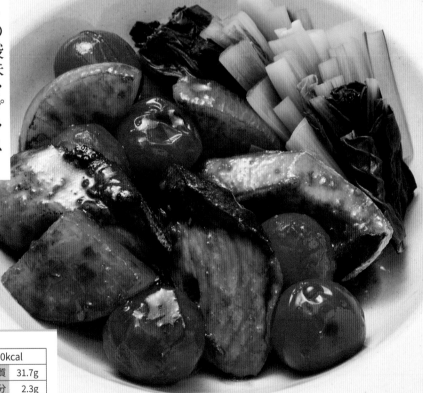

ブリ大根の甘辛い味にトマトの酸味をプラス！
キムチ入りの豆乳スープで腸活にもプラス！な献立

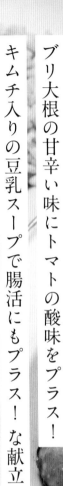

この献立の栄養充足率

エネルギー		560kcal	
糖　質	59.2g	たんぱく質	31.7g
脂　質	22.4g	塩　分	2.3g

	基準値 100%	200%	
ビタミンA			301μg
ビタミンD			6.9μg
ビタミンB$_1$			0.59mg
ビタミンB$_2$			0.57mg
ビタミンC			68mg
カリウム			1694mg
カルシウム			238mg
マグネシウム			152mg
鉄			6.0mg
亜鉛			2.8mg

サケと同様、ブリもオメガ3系脂肪酸を含み、アレルギー疾患、高血圧、心疾患、ガンなどの予防に役立つ食材です。このレシピでは、抗酸化作用の強いミニトマトや消化を助ける大根と合わせて洋風のブリ大根に。キムチ入りの豆乳スープは腸活効果があります！

ちょっと洋風なブリ大根

⏱ 15分　🍲 冷蔵2〜3日

材料（2人分）

ブリ（切り身）	140g（2枚）
大根	160g（4cm）
ミニトマト	120g（12個）
すりおろししょうが	1かけ分
しょうゆ	大さじ1
きび糖	大さじ1
オリーブオイル	小さじ2
同時調理 小松菜	80g（2株）

作り方

1. ブリを一口大に切り、ドリップをよく拭き取る。

2. 大根は2cm厚さの半月切りに、ミニトマトはヘタを取る。

3. 耐熱容器に大根を入れ、ふんわりラップをかけて電子レンジで4分加熱する。

4. フライパンにオリーブオイルをひいて中火にかけ、ブリを両面焼く。

5. ミニトマト、大根、すりおろししょうが、しょうゆ、きび糖を加えて煮からめて火を止め、器に盛る。

6. 小松菜をラップで包み、電子レンジで2分加熱する。すぐに冷水にとって絞り、3cm幅に切ってブリの横に添える。

> memo この時、スープに使う小松菜も一緒に調理しましょう。

ツナとキムチの豆乳スープ

⏱ 10分　🍲 冷蔵 当日中

材料（2人分）

ツナ缶（水煮）	70g（1缶）
白菜キムチ	50g
長ねぎ	50g（20cm）
しめじ	100g（1パック）
白ねりごま	小さじ2
無調整豆乳	120mℓ
同時調理 小松菜	80g（2株）
玄米ごはん	200g

作り方

1. 長ねぎは斜め薄切りに、しめじはほぐす。

2. 耐熱容器に豆乳と小松菜以外の材料を入れ、ふんわりラップをかけて電子レンジで3分加熱する。

3. 豆乳を加え、再度ふんわりラップをかけて電子レンジで2分加熱する。

4. 器に盛り、主菜の工程6で加熱した小松菜を加える。

31

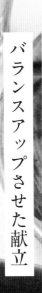

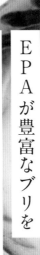

EPAが豊富なブリを
抗酸化力の高い野菜と合わせて
バランスアップさせた献立

この献立の栄養充足率

エネルギー		597kcal	
糖　質	64.6g	たんぱく質	30.0g
脂　質	24.3g	塩　分	2.3g

	基準値 100%　　200%	
ビタミンA		591µg
ビタミンD		6.7µg
ビタミンB₁		0.67mg
ビタミンB₂		0.77mg
ビタミンC		61mg
カリウム		1668mg
カルシウム		358mg
マグネシウム		137mg
鉄		5.6mg
亜鉛		2.9mg

認知症や心疾患、脳梗塞などの予防が期待できる EPA・DHA の他、免疫力アップやカルシウムの吸収を助けるビタミン D も含まれるブリ。この献立では、塩照り焼きにしてさっぱり仕上げました。

ブリと野菜の塩照り焼き

⏱ 15分　🥡 冷蔵 2日

材料（2人分）

ブリ（切り身）		160g（2枚）
れんこん		60g（½節）
しめじ		120g（1パック強）
長ねぎ		50g（20㎝）
にんにく		1かけ
A	塩	ひとつまみ
	酒	大さじ1
塩		ふたつまみ
片栗粉		小さじ1
オリーブオイル		小さじ2
B	はちみつ（きび糖でも可）	小さじ1
	酒	大さじ1
	酢	大さじ1
同時調理 小松菜		100g（2～3株）

作り方

① ポリ袋にブリとAを入れて5分ほどおく。

② れんこんは1㎝幅に、長ねぎは3㎝幅に切る。にんにくは薄切りにし、しめじはほぐす。

③ ペーパータオルでブリの下味用の液（A）を拭き取り、片栗粉をまぶす。

④ フライパンにオリーブオイルをひいて中火にかけ、中央にブリ、そのまわりに②の野菜を並べる。塩を野菜にふり、フタをして中火で2分、弱火で2分焼く。ひっくり返して混ぜ合わせたBを入れ、とろみがつくまで煮詰め、器に盛る。

⑤ 小松菜をラップで包み、電子レンジで2分加熱する。すぐに冷水にとって絞り、5㎝幅に切ってブリの横に添える。

> memo この時、スープに使う小松菜も一緒に調理しましょう。

にんじんと小松菜の白い味噌スープ

⏱ 15分　🥡 冷蔵 当日中

材料（2人分）

にんじん		80g（4～5㎝）
カシューナッツ		8粒
A	低脂肪牛乳	200㎖
	白ねりごま	小さじ1
	味噌	小さじ1
	顆粒コンソメ	1g
同時調理 小松菜		100g（2～3株）
玄米ごはん		200g

> memo ナッツはお好みのもので大丈夫ですが、現代人に不足しがちな亜鉛を多く含むカシューナッツがおすすめです。

作り方

① にんじんは5㎜幅の輪切り、カシューナッツは包丁の背などで砕く。

② にんじんに軽く水気を持たせて耐熱容器に入れ、ふんわりラップをかけて電子レンジで2分加熱する。

③ Aを混ぜ合わせて加え、ラップをかけずに電子レンジで2分加熱する。

④ 器に主菜の工程⑤で加熱した小松菜を入れ、③を注いで最後にカシューナッツを飾る。

常備したい優秀食材 鶏肉

鶏肉は肉類のなかでも安価で使いやすい食材です。
そのうえ、脂質が少なく低カロリー、しかも栄養豊富なことから、本書でもたくさんのレシピに活用しています。
常備しておくと、栄養バランスを整えるのにとても役立ちます。

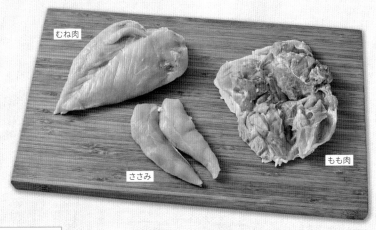

むね肉
ささみ
もも肉

鶏肉の健康効果

良質のたんぱく質はもちろん、日本人に不足しがちなビタミン B1・B2・B6、ミネラルも豊富に含みます。
部位によって食感や栄養価に違いがあるので、知っておくと様々な料理に使い分けることができます。

むね肉

脂質が少ないのが特徴です。もも肉に比べて肉質がやわらかく、味も淡白。イミダゾールペプチドを多く含み、老化予防や疲労回復に役立ちます。

もも肉

筋肉質で歯応えがあり、旨味とコクもあります。他の部位に比べて、亜鉛を多く含み、味覚の正常化や免疫力の向上などが期待できます。

ささみ

むね肉ともも肉、両方の特徴を兼ね備えています。鶏肉のなかで最もたんぱく質が多い部位で、たんぱく質の代謝に必要なビタミンB6も豊富。運動前後に食べたい食品です。

鶏レバー

本書のレシピでは使用していませんが、レバーも栄養豊富な部位で、ビタミンAや鉄分を多く含みます。血抜きをしてから使用すると、臭みが抜けて美味しくいただけます。

鶏肉の皮は外して調理しましょう

鶏肉の皮は悪玉コレステロール（LDL コレステロール）の増加と、心血管疾患の頻度の増加に関与する「飽和脂肪酸」を多く含みます。そのため、調理の際は、皮を外して使用することをおすすめしています[1)2)]。

常備したい優秀食材 低脂肪牛乳

近年、スーパーやコンビニエンスストアの乳製品売り場では、
牛乳と並んで「低脂肪牛乳」「成分無調整牛乳」「加工乳」など、様々な種類の乳製品が並んでいます。
そのなかで優秀食材としておすすめしたいのが低脂肪牛乳です。
一般的な牛乳に比べて脂質やカロリーは低く、たんぱく質、カルシウムは
牛乳同様に摂取できる、健康メリットの多い食品です。

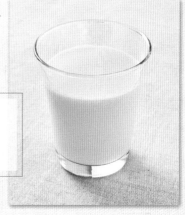

低脂肪牛乳の定義
生乳から乳脂肪分の一部を除去し、乳脂肪分を 0.5% 以上 1.5% 以下にしたもの[1]

低脂肪牛乳を食事に取り入れるメリット

本書では、レシピの材料のひとつとして、低脂肪牛乳を数多く活用しています。その理由は、飽和脂肪酸の摂取を抑えながら、カルシウムやたんぱく質を積極的に摂取したいからです。カルシウムを補給する目的として牛乳は優秀な食品ではありますが、飽和脂肪酸を多く含みます。そのリスクを避けられる低脂肪牛乳は、飲料としてだけでなく、味噌汁やスープに入れるなどして日々の食事に活用することで、栄養バランスの調整に大きく役立ちます。

Q なぜ、飽和脂肪酸の摂取を控えたほうがいいの?

「飽和脂肪酸」とは、脂質を構成する脂肪酸の一種で、主に牛乳や鶏の皮、肉の脂身など動物性の脂肪に含まれています。これを過剰摂取すると、心血管疾患（心筋梗塞）や動脈硬化との関係性が示唆され、摂取を控えることが推奨されています[2]。

Q なぜ、カルシウムを積極的にとるほうがいいの?

魚食が少なくなった現代の食生活において、カルシウムの摂取量の平均値はかなり不足しています。カルシウムは骨の健康や筋肉・神経が正常に機能するために必要不可欠な栄養素。だからこそ、意識してとることがとても重要です。

1日の適正摂取量

低脂肪牛乳は、1日 200 ㎖までの摂取が推奨されています[3]。味に癖がなくいろいろな料理に活用できますが、パンなどと一緒に飲む分量と料理に活用する分量を合算して 200 ㎖と考えましょう。

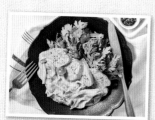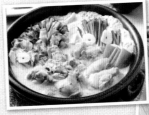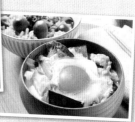

本書ではソースや鍋、味噌汁など、数多くのレシピに低脂肪牛乳を活用しています。

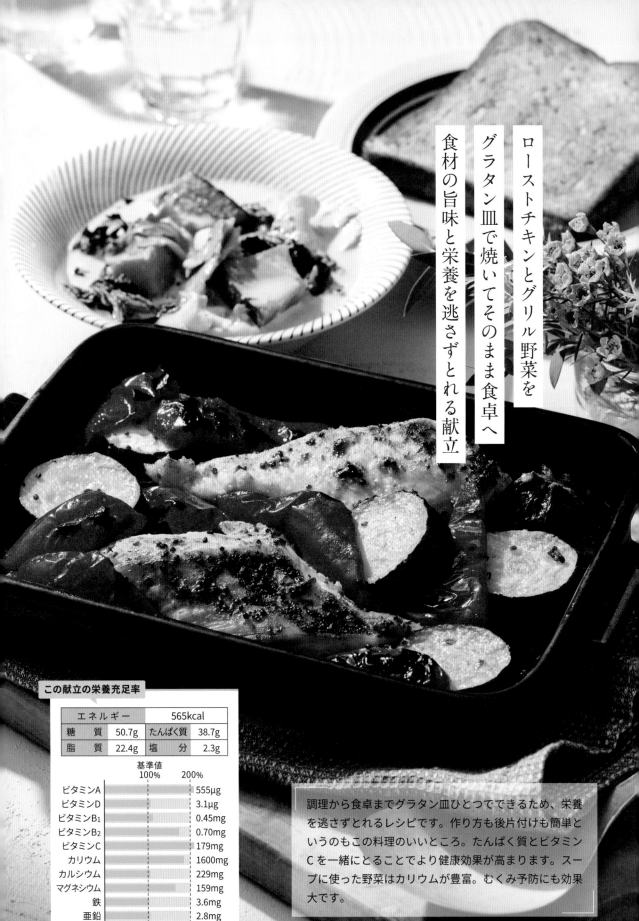

ローストチキンとグリル野菜を
グラタン皿で焼いてそのまま食卓へ
食材の旨味と栄養を逃さずとれる献立

この献立の栄養充足率

エネルギー		565kcal
糖　　質	50.7g	たんぱく質 38.7g
脂　　質	22.4g	塩　　分 2.3g

	基準値 100%	200%	
ビタミンA			555μg
ビタミンD			3.1μg
ビタミンB₁			0.45mg
ビタミンB₂			0.70mg
ビタミンC			179mg
カリウム			1600mg
カルシウム			229mg
マグネシウム			159mg
鉄			3.6mg
亜鉛			2.8mg

調理から食卓までグラタン皿ひとつでできるため、栄養を逃さずとれるレシピです。作り方も後片付けも簡単というのもこの料理のいいところ。たんぱく質とビタミンCを一緒にとることでより健康効果が高まります。スープに使った野菜はカリウムが豊富。むくみ予防にも効果大です。

時短ローストチキン

⏱ 25分　🍱 冷蔵2〜3日

材料（2人分）

鶏むね肉	250g
※皮を外して200g	
ズッキーニ	150g（1本強）
赤パプリカ	150g（1個）
オリーブオイル	大さじ2

A
塩	ひとつまみ
粒マスタード	大さじ½
はちみつ	大さじ½
すりおろしにんにく	1かけ分

作り方

① 鶏肉の皮を外して半分に切り分ける。ズッキーニは8等分の輪切りに、赤パプリカは乱切りにする。

② ポリ袋に野菜を入れ、オリーブオイルと塩少々（分量外）をふる。全体を混ぜてグラタン皿に並べる。

③ 同じ袋に鶏肉とAを入れてよくもみ込み、野菜の横に並べて液を全体にかける。

④ ふんわりラップをかけて電子レンジで8分加熱する。

> memo この時、鶏肉に完全に火が通っていなくてもOKです。

⑤ オーブントースター（または200℃のオーブン／予熱なし）で10分ほど焼いて、野菜に軽く焦げ目をつける。

かぼちゃとほうれん草の味噌シチュー

⏱ 10分　🍱 冷蔵 当日中

材料（2人分）

かぼちゃ	100g
冷凍ほうれん草	120g
まいたけ	120g（1パック強）
低脂肪牛乳	160mℓ
豆乳	80mℓ
クリームチーズ	15g
味噌	大さじ½
レモン汁	数滴

全粒粉食パン	2枚
（8枚切り）	

> memo ライ麦パンに変更してもOKです。

作り方

① かぼちゃは2cmの角切りに、まいたけはほぐす。冷凍ほうれん草は水にさらした後、よく絞る。

② 小鍋にかぼちゃとまいたけ、クリームチーズ、低脂肪牛乳、豆乳を入れて中火にかける。沸騰したら弱火にし、少しずらしてフタをして5分ほどかぼちゃに火が通るまで煮る。

③ ほうれん草を加えて中火にし、再沸騰したら味噌を溶かし入れる。

④ 火を止めてレモン汁をかけ、とろみがついたら器に盛る。

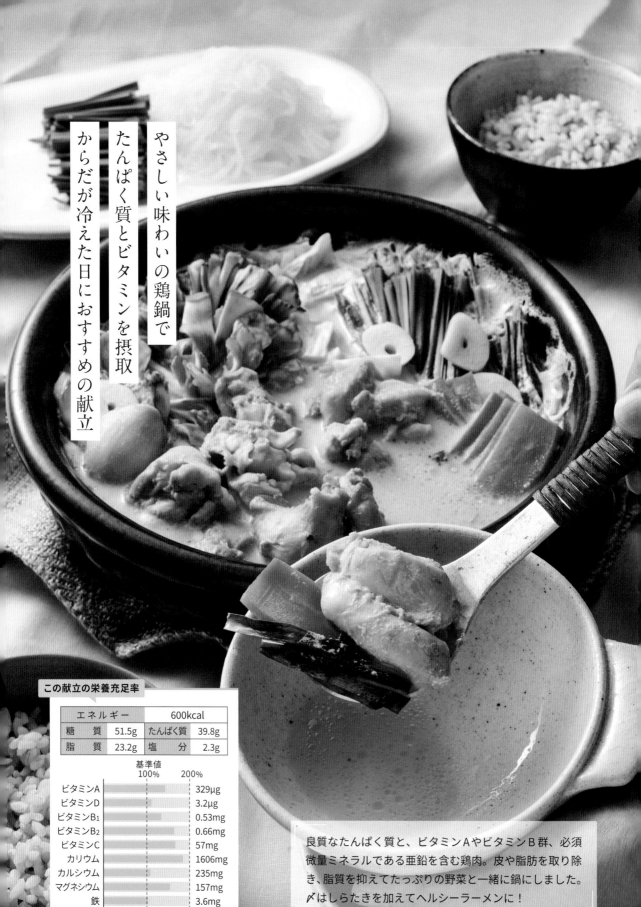

やさしい味わいの鶏鍋で
たんぱく質とビタミンを摂取
からだが冷えた日におすすめの献立

この献立の栄養充足率

エネルギー		600kcal	
糖　質	51.5g	たんぱく質	39.8g
脂　質	23.2g	塩　分	2.3g

	基準値 100% — 200%	
ビタミンA		329μg
ビタミンD		3.2μg
ビタミンB$_1$		0.53mg
ビタミンB$_2$		0.66mg
ビタミンC		57mg
カリウム		1606mg
カルシウム		235mg
マグネシウム		157mg
鉄		3.6mg
亜鉛		4.9mg

良質なたんぱく質と、ビタミンAやビタミンB群、必須微量ミネラルである亜鉛を含む鶏肉。皮や脂肪を取り除き、脂質を抑えてたっぷりの野菜と一緒に鍋にしました。〆はしらたきを加えてヘルシーラーメンに！

博多風白湯鶏鍋　⏱ 15 分　🍲 冷蔵 2 日

材料（2人分）

鶏もも肉	380g
※皮を外して300g	
にんじん	40g（2〜3cm）
キャベツ	200g（2〜3枚）
まいたけ	120g（1パック強）
同時調理 にら	75g（¾束）
にんにく	1かけ
塩	ひとつまみ
A ┌ 昆布	4g
│ 酒	大さじ2
│ しょうゆ	大さじ1
└ 水	50ml
低脂肪牛乳	100ml
無調整豆乳	100ml
オリーブオイル	大さじ2
鷹の爪（輪切り）	適宜
玄米ごはん	200g

memo 低脂肪牛乳と無調整豆乳、どちらか1
種類でもよいですが、両方使ったほう
が栄養価も美味しさもアップします。

作り方

① 鶏肉は皮を外して一口大に切り、塩をふる。

② にんじんは4cm長さの薄切りに、キャベツはざく切りに、にらは4cm幅に切る。にんにくは薄切りに、まいたけはほぐす。

memo この時、ヘルシーラーメンに使うにらも一緒
に切っておきましょう。

③ 鍋にAを入れて、鶏肉、にんじん、キャベツ、まいたけを並べ入れ、にんにくをのせて中火にかける。沸騰したら弱火にする。

④ 具材に火が通ったら低脂肪牛乳と豆乳を注ぎ、にらをのせて、オリーブオイルをかける。再度、沸騰する直前に火を止める。味見をして、塩少々（分量外）で味を調える。

memo にらをのせる際、お好みで鷹の爪を入れても
美味しくいただけます。

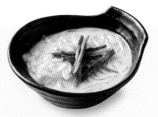

鍋のスープでヘルシーラーメン風

⏱ 5 分　🍲 冷蔵 当日中

材料（2人分）

しらたき（アク抜き不要タイプ）	150g
同時調理 にら	25g（¼束）

作り方

① 耐熱容器に水気を切ったしらたきを入れ、ラップをかけずに電子レンジで2分加熱する。

② 余った鶏鍋のスープに①とにらを入れて中火にかけ、沸騰したら火を止める。

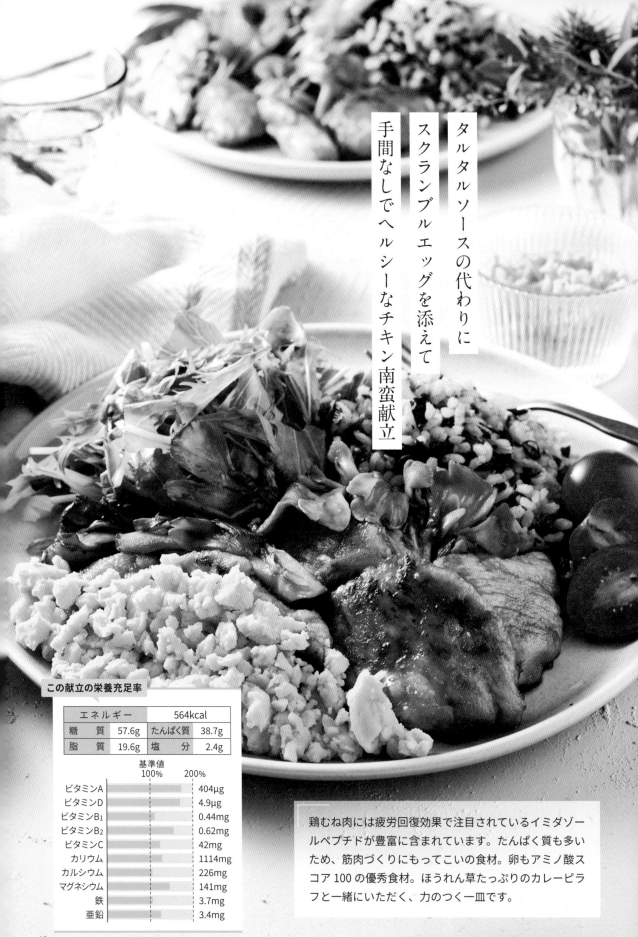

手間なしでヘルシーなチキン南蛮献立

スクランブルエッグを添えて

タルタルソースの代わりに

この献立の栄養充足率

エ ネ ル ギ ー		564kcal	
糖　質	57.6g	たんぱく質	38.7g
脂　質	19.6g	塩　　分	2.4g

	基準値 100% 200%	
ビタミンA		404μg
ビタミンD		4.9μg
ビタミンB₁		0.44mg
ビタミンB₂		0.62mg
ビタミンC		42mg
カリウム		1114mg
カルシウム		226mg
マグネシウム		141mg
鉄		3.7mg
亜鉛		3.4mg

鶏むね肉には疲労回復効果で注目されているイミダゾールペプチドが豊富に含まれています。たんぱく質も多いため、筋肉づくりにもってこいの食材。卵もアミノ酸スコア100の優秀食材。ほうれん草たっぷりのカレーピラフと一緒にいただく、力のつく一皿です。

手間なしチキン南蛮　⏱ 20分　🥫 冷蔵 当日中

材料（2人分）

●チキン南蛮

鶏むね肉	250g
※皮を外して200g	
まいたけ	120g（1パック強）
水菜	80g（2株）
ミニトマト	40g（4個）
片栗粉	大さじ1
オリーブオイル	大さじ1
A しょうゆ	大さじ1
酢	大さじ1
きび糖	大さじ1

●スクランブルエッグ

卵	2個
すりおろしにんにく	1かけ分
B 粉チーズ	大さじ1
低脂肪牛乳	大さじ1
きび糖	小さじ1

Bを耐熱容器に入れて混ぜ合わせ、ラップをかけずに電子レンジで2分加熱して、箸でかき混ぜる。

作り方

① 鶏肉は皮を外して8等分のそぎ切りにし、きび糖少々（分量外）をもみ込んで片栗粉をまぶす。

② 水菜は食べやすい長さに、ミニトマトは半分に切る。まいたけはほぐす。

③ フライパンにオリーブオイルをひいて、鶏肉を並べる。余った片栗粉をまいたけにまぶして肉の上にのせ、フタをして中火にかける。

④ 5分ほど焼き、肉の片面に焼き色がついたらフタを取り、ひっくり返して裏面も焼く。

⑤ 両面に焼き色がついたら、混ぜ合わせたAを入れてからめ、火を止める。

⑥ 器に鶏肉とまいたけ、スクランブルエッグとカレーピラフ（作り方は下記参照）を盛り、水菜、ミニトマトを飾る。フライパンに残ったAを水菜の上からかける。

ほうれん草カレーピラフ　⏱ 5分　🥫 常温2日

材料（2人分）

玄米ごはん	200g
カレー粉	小さじ½
冷凍ほうれん草	100g
にんにく	1かけ
オリーブオイル	大さじ1
塩	少々
こしょう	少々

作り方

① にんにくはみじん切りにする。冷凍ほうれん草は水にさらした後、よく絞る。

② チキン南蛮を焼いたフライパンに材料をすべて入れ、パラパラになるまで炒める。

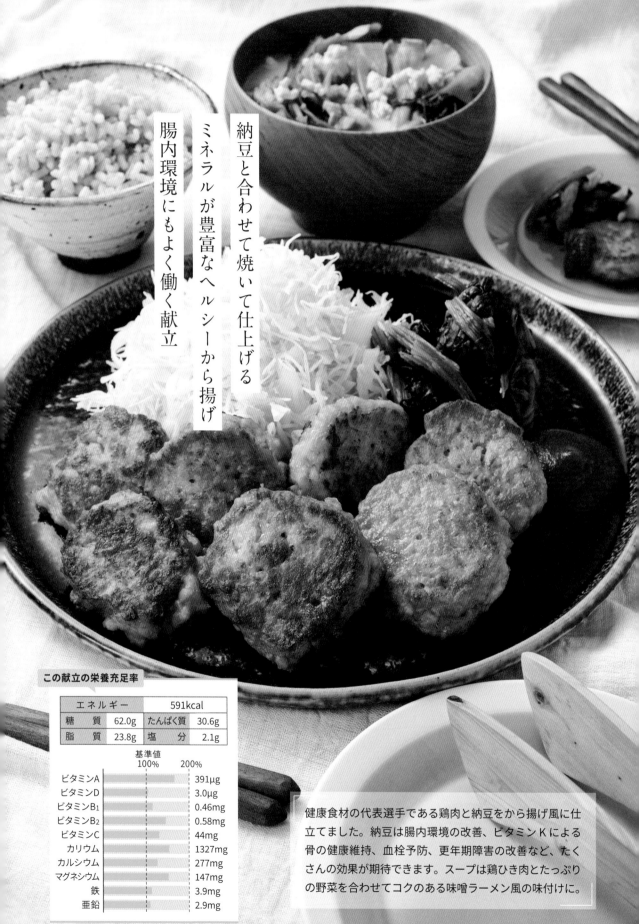

納豆と合わせて焼いて仕上げる
ミネラルが豊富なヘルシーから揚げ
腸内環境にもよく働く献立

この献立の栄養充足率

エネルギー		591kcal	
糖　質	62.0g	たんぱく質	30.6g
脂　質	23.8g	塩　　分	2.1g

	基準値 100%　　200%	
ビタミンA		391μg
ビタミンD		3.0μg
ビタミンB1		0.46mg
ビタミンB2		0.58mg
ビタミンC		44mg
カリウム		1327mg
カルシウム		277mg
マグネシウム		147mg
鉄		3.9mg
亜鉛		2.9mg

健康食材の代表選手である鶏肉と納豆をから揚げ風に仕立てました。納豆は腸内環境の改善、ビタミンKによる骨の健康維持、血栓予防、更年期障害の改善など、たくさんの効果が期待できます。スープは鶏ひき肉とたっぷりの野菜を合わせてコクのある味噌ラーメン風の味付けに。

鶏納豆から揚げ ⏱ 15分 🥫 冷蔵2日

材料（2人分）

	鶏ひき肉	130g
	ひきわり納豆	1パック
	※タレは使わない	
A	すりおろしにんにく	1かけ分
	すりおろししょうが	1かけ分
	しょうゆ	大さじ½
	きび糖	大さじ½
	片栗粉	大さじ1½
オリーブオイル		大さじ1
トマトケチャップ		大さじ1
キャベツ		80g（1〜2枚）
冷凍ほうれん草		40g

作り方

① キャベツは千切りに、冷凍ほうれん草は水にさらした後、よく絞る。

② Aをポリ袋に入れて、よくもみ込む。均一になったら8等分にし、平たい円形にする。

③ フライパンにオリーブオイルをひいて②を並べ、強火にかける。片面がこんがり焼けたらひっくり返し、フタをして弱火で3分ほど焼いて火を止める。

> memo この時、フライパンは洗わずにそのままスープに使います。残った油に含まれる鶏肉の旨味と栄養も余さず活用しましょう。

④ 器に盛り、①の野菜とケチャップを添える。

味噌ラーメン風野菜スープ ⏱ 10分 🥫 冷蔵 当日中

材料（2人分）

鶏ひき肉		30g
まいたけ		120g（1パック強）
小松菜		100g（2〜3株）
にんじん		40g（2〜3cm）
塩		少々
こしょう		少々
	すりおろしにんにく	1かけ分
	すりおろししょうが	1かけ分
A	きび糖	小さじ1
	味噌	小さじ1
	白ねりごま	小さじ1
	低脂肪牛乳	160㎖
オリーブオイル		大さじ1
玄米ごはん		200g

作り方

① にんじんは短冊切りに、小松菜は3cm幅に切る。まいたけはほぐす。

② 主菜の工程③で使ったフライパンに鶏肉とにんじんを入れて中火にかける。

③ 肉に火が通ったら、オリーブオイルとまいたけ、小松菜を加えて炒め、塩、こしょうで味を調える。

④ Aを混ぜながら加え、沸騰直前で火を止めて器に盛る。

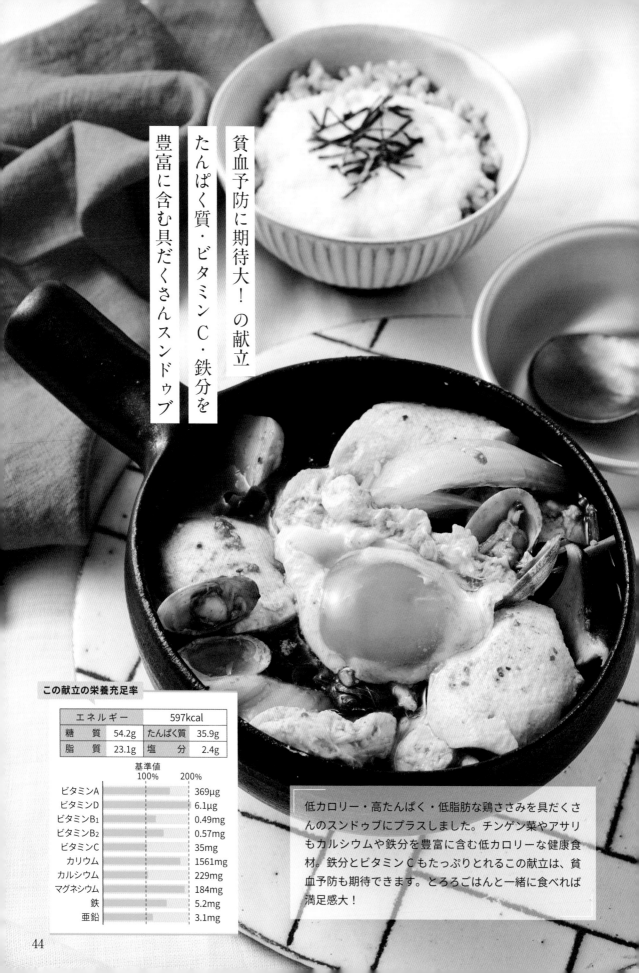

貧血予防に期待大！の献立

たんぱく質・ビタミンC・鉄分を
豊富に含む具だくさんスンドゥブ

この献立の栄養充足率

エネルギー		597kcal
糖　質	54.2g	たんぱく質	35.9g
脂　質	23.1g	塩　分	2.4g

基準値
100%　　　200%

ビタミンA	369μg
ビタミンD	6.1μg
ビタミンB₁	0.49mg
ビタミンB₂	0.57mg
ビタミンC	35mg
カリウム	1561mg
カルシウム	229mg
マグネシウム	184mg
鉄	5.2mg
亜鉛	3.1mg

低カロリー・高たんぱく・低脂肪な鶏ささみを具だくさんのスンドゥブにプラスしました。チンゲン菜やアサリもカルシウムや鉄分を豊富に含む低カロリーな健康食材。鉄分とビタミンCもたっぷりとれるこの献立は、貧血予防も期待できます。とろろごはんと一緒に食べれば満足感大！

ささみ入りスンドゥブ

🕐 15分　🍲 冷蔵 当日中

材料（2人分）

	鶏ささみ	140g（2本）
	チンゲン菜	120g（大1株）
	エリンギ	50g（1本）
	アサリ	100g
	※むきみの場合は40g	
	乾燥きくらげ	6g
A	すりおろしにんにく	1かけ分
	白菜キムチ	60g
	切り昆布	4g
	酒	大さじ2
	トマトケチャップ	大さじ1
	水	160㎖
すりおろししょうが		1かけ分
絹ごし豆腐		150g
にら		100g（1束）
卵		2個
味噌		小さじ1
オリーブオイル		大さじ2
ごま油		小さじ½

作り方

1. ささみは筋を取って食べやすい大きさに切り、すりおろししょうがをもみ込む。

2. チンゲン菜とエリンギは食べやすい大きさに、にらは3㎝幅に切る。乾燥きくらげは全体が浸るくらいの水と一緒に電子レンジで1分加熱し、そのまま5分おいて戻す。

3. 鍋に A を入れ、フタをして中火にかける。豆腐をスプーンですくい入れ、沸騰したら火を止め、5分ほどおいて鶏肉に火を通す。

4. スープと昆布を鍋に残し、具材を器に盛る。

5. スープに味噌を溶かしてにらと卵を入れ、オリーブオイルとごま油をまわしかける。フタをして中火にかけ、ひと煮立ちさせる。

6. 卵が固まったら、具材が入っている器によそう。

とろろごはん

🕐 5分　🍲 冷蔵 当日中

材料（2人分）

玄米ごはん	200g
長いも	60g
刻みのり	適宜

作り方

1. 長いもをすりおろす。

2. ごはんの上にのせて、お好みで刻みのりをのせる。

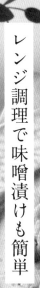
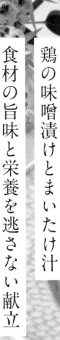

レンジ調理で味噌漬けも簡単
鶏の味噌漬けとまいたけ汁
食材の旨味と栄養を逃さない献立

この献立の栄養充足率

エネルギー		571kcal	
糖質	58.2g	たんぱく質	33.3g
脂質	21.7g	塩分	2.3g

	基準値 100% / 200%	
ビタミンA		369μg
ビタミンD		3.2μg
ビタミンB1		0.56mg
ビタミンB2		0.58mg
ビタミンC		103mg
カリウム		1745mg
カルシウム		289mg
マグネシウム		149mg
鉄		6.8mg
亜鉛		4.1mg

味噌は旨味が強い発酵食品。日常的に使う調味料ですが、健康にも美味しさにも一役買ってくれます。このレシピでは、栄養素を逃さないよう味噌を下味に使って、電子レンジで仕上げました。調理中に出た鶏の旨味をスープにも生かした、栄養価が優秀な献立です。

鶏の味噌漬け ⏱ 15分 🍱 冷蔵 4〜5日（鶏の味噌漬けのみ）

材料（2人分）

●鶏の味噌漬け

鶏もも肉		280g
※皮を外して220g		

A	味噌	大さじ1
	きび糖	大さじ1

同時調理 小松菜	120g（3株）
ミニトマト	90g（9個）

●キャベツの浅漬け

キャベツ		200g（2〜3枚）
B	すりおろしにんにく	1かけ分
	オリーブオイル	大さじ1
	酢	大さじ1
	きび糖	小さじ1
	塩	ひとつまみ

キャベツはざく切りにしてポリ袋に入れ、Bを加えてよくもみ込む。キャベツがしんなりしてきたら完成。

作り方

1. 鶏肉は皮を外して耐熱容器に入れ、Aを加えて1分ほどもみ込む。

2. ふんわりラップをかけて、電子レンジで3分加熱する。ひっくり返してさらに3分加熱する。鶏肉の粗熱が取れたら、薄切りにして器に盛る。

> memo 加熱後の耐熱容器は洗わずに、まいたけ汁に使いましょう。

3. 小松菜をラップでくるみ、電子レンジで2分30秒加熱する。すぐに冷水にとり、よく絞って4cm幅に切る。ミニトマトは半分に切る。

> memo この時、まいたけ汁に使う小松菜も一緒に調理しましょう。

4. 鶏の味噌漬けの横に、キャベツの浅漬け、小松菜とミニトマトを添える。

鶏の旨味入りまいたけ汁 ⏱ 5分 🍱 冷蔵 当日中

材料（2人分）

まいたけ		120g（1パック強）
C	無調整豆乳	200mℓ
	オリーブオイル	大さじ1

同時調理 小松菜	120g（3株）
塩	少々
こしょう	少々

玄米ごはん	200g

作り方

1. まいたけをほぐす。

2. 主菜の工程②で使用した耐熱容器に、①とCを入れ、容器に残った鶏の旨味を溶かすようによく混ぜる。

3. ふんわりラップをかけて、電子レンジで3分加熱する。器に盛り、主菜の工程③で調理した小松菜を加えて、塩、こしょうで味を調える。

> Q なぜ主菜で使った耐熱容器を洗わずにスープでも使い回すの？
>
> このレシピでは鶏肉を加熱するときに使用した耐熱容器を洗わずに、そのままスープでも使っています。その理由は、容器に残った鶏の旨味と栄養をスープにも活かすため。洗い物も少なくてすみます！

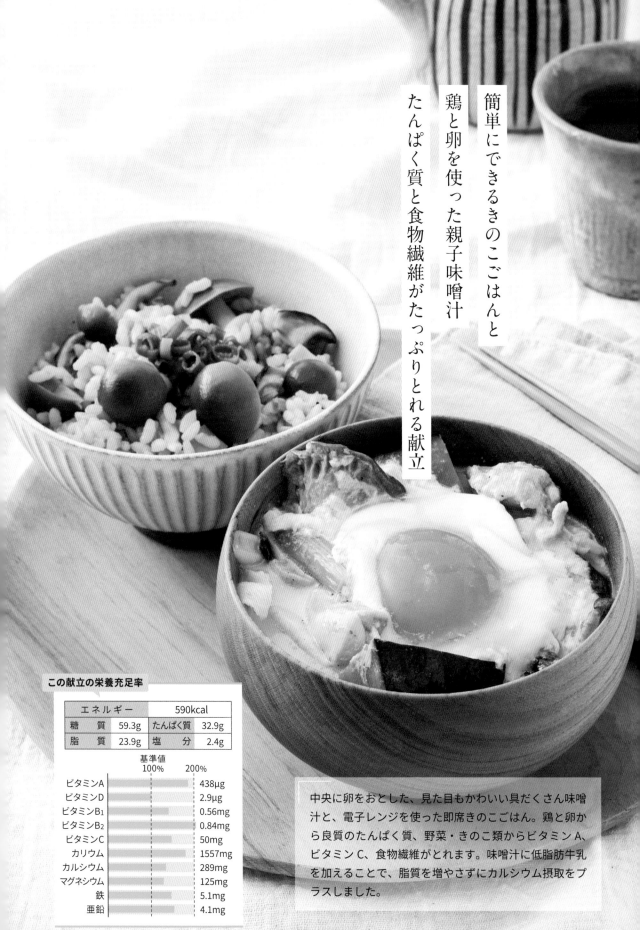

簡単にできるきのこごはんと
鶏と卵を使った親子味噌汁
たんぱく質と食物繊維がたっぷりとれる献立

この献立の栄養充足率

エネルギー	590kcal		
糖　質	59.3g	たんぱく質	32.9g
脂　質	23.9g	塩　分	2.4g

基準値
100%　200%

ビタミンA		438μg
ビタミンD		2.9μg
ビタミンB1		0.56mg
ビタミンB2		0.84mg
ビタミンC		50mg
カリウム		1557mg
カルシウム		289mg
マグネシウム		125mg
鉄		5.1mg
亜鉛		4.1mg

中央に卵をおとした、見た目もかわいい具だくさん味噌汁と、電子レンジを使った即席きのこごはん。鶏と卵から良質のたんぱく質、野菜・きのこ類からビタミンA、ビタミンC、食物繊維がとれます。味噌汁に低脂肪牛乳を加えることで、脂質を増やさずにカルシウム摂取をプラスしました。

おとし卵と鶏の親子味噌汁　⏱ 15分　🍲 冷蔵 2〜3日（卵を入れない状態で）

材料（2人分）

鶏もも肉	200g
※皮を外して160g	
卵	2個
小松菜	160g（4株）
かぼちゃ	60g
長ねぎ	50g（20cm）
エリンギ	50g（1本）
すりおろししょうが	1かけ分
酒	大さじ1
塩	少々
味噌	大さじ½
はちみつ	大さじ½
オリーブオイル	大さじ2
低脂肪牛乳	150ml

作り方

1. 鶏肉は皮を外して、食べやすい大きさに切る。

2. 小松菜は2cm幅に、かぼちゃは1cm幅に、長ねぎは斜め薄切りに、エリンギは食べやすい大きさに切る。

3. フライパンにオリーブオイルをひき、鶏肉、長ねぎ、かぼちゃ、エリンギを入れ、塩を全体にふり、フタをして中火にかける。

4. ジュージュー音がしてきたらフタを開け、酒、小松菜、すりおろししょうが、低脂肪牛乳の順で入れる。沸騰したら弱火にし、はちみつと味噌を溶かし入れて火を止める。

5. 具材だけ先に器に盛り、残した汁に卵を割り入れて中火にかける。沸騰する直前で火を止め、フタをして3分ほど蒸らす。卵が半熟に固まったら汁とともに器によそう。

即席きのこごはん　⏱ 10分　🍲 常温 当日中

材料（2人分）

玄米ごはん	200g
しめじ	100g（1パック）
エリンギ	50g（1本）
A しょうゆ	小さじ2
酒	大さじ1
小ねぎ	適宜

作り方

1. エリンギは細かく切り、しめじはほぐす。

2. 耐熱容器にきのことAを入れ、ふんわりラップをかけて電子レンジで3分加熱する。

3. 玄米ごはんを加えて混ぜ、ラップをかけずに電子レンジで1分加熱する。お好みで小口切りにした小ねぎをのせる。

> memo　きのこから出た水分も捨てずにごはんに混ぜましょう。しっとりして美味しくなるうえ、栄養も逃さずとることができます。

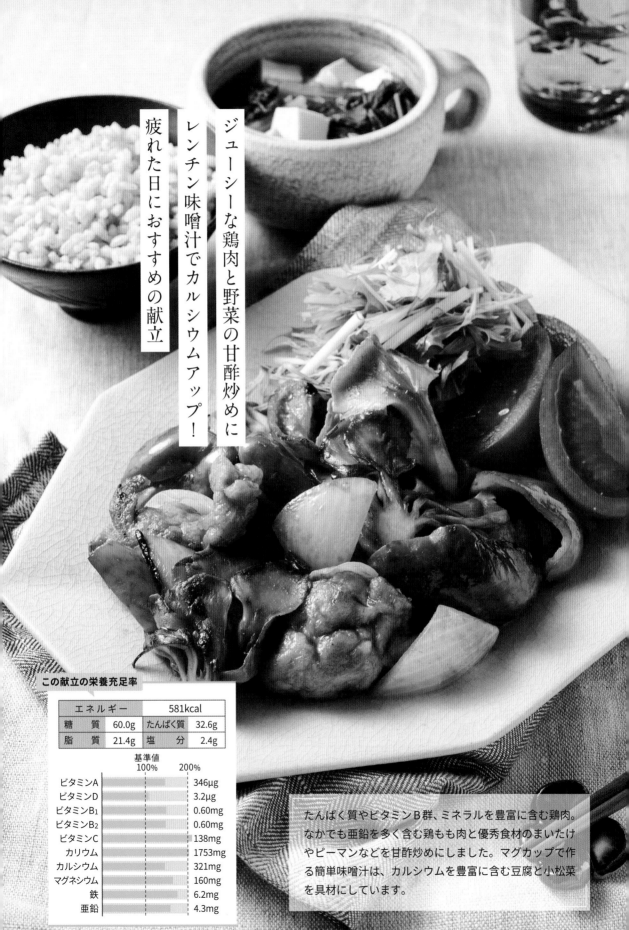

ジューシーな鶏肉と野菜の甘酢炒めに
レンチン味噌汁でカルシウムアップ！
疲れた日におすすめの献立

この献立の栄養充足率

エネルギー		581kcal	
糖　質	60.0g	たんぱく質	32.6g
脂　質	21.4g	塩　分	2.4g

	基準値 100%	200%	
ビタミンA			346µg
ビタミンD			3.2µg
ビタミンB$_1$			0.60mg
ビタミンB$_2$			0.60mg
ビタミンC			138mg
カリウム			1753mg
カルシウム			321mg
マグネシウム			160mg
鉄			6.2mg
亜鉛			4.3mg

たんぱく質やビタミンB群、ミネラルを豊富に含む鶏肉。なかでも亜鉛を多く含む鶏もも肉と優秀食材のまいたけやピーマンなどを甘酢炒めにしました。マグカップで作る簡単味噌汁は、カルシウムを豊富に含む豆腐と小松菜を具材にしています。

鶏の甘酢炒め　⏱ 15分　🍲 冷蔵2日

材料（2人分）

鶏もも肉		280g
※皮を外して220g		
しょうが		1かけ
にんにく		1かけ
玉ねぎ		70g（小½個）
ピーマン		160g（4個）
まいたけ		120g（1パック強）
A	塩	小さじ½弱
	片栗粉	小さじ2
オリーブオイル		大さじ2
B	トマトケチャップ	大さじ1
	きび糖	大さじ1
	酢	大さじ1
しょうゆ		数滴（2gほど）
水菜		100g（2束）
トマト		150g（1個）

作り方

1. 玉ねぎ、ピーマンは一口大に、しょうが、にんにくはみじん切りにし、まいたけはほぐす。水菜とトマトは食べやすい大きさに切る。

2. 鶏肉は皮を外して一口大に切り、ポリ袋に入れてAをまぶす。

3. フライパンにオリーブオイルをひいて鶏肉を入れ、中〜強火にかける。肉の表面が焼けたら、しょうが、にんにく、玉ねぎ、ピーマン、まいたけを入れる。

4. 野菜がしんなりしたらBを入れ、炒めながらからめる。火を止め、しょうゆで味を調える。

5. 器に盛り、水菜とトマトを添える。

> memo　付け合わせの野菜は、甘酢炒めの汁をつけながら食べると、より美味しくなります。

豆腐と小松菜のマグカップ味噌汁　⏱ 10分　🍲 冷蔵2日

材料（2人分）

豆腐	100g
小松菜	160g（2株）
食塩無添加顆粒だし	1g
味噌	小さじ2
水	150ml
玄米ごはん	200g

作り方

1. 豆腐は角切りに、小松菜は3cm幅に切る。

2. 2つのマグカップに小松菜を半量ずつ入れ、ふんわりラップをかけて電子レンジで3分加熱する。

> memo　1人分を作る場合は、1分30秒加熱しましょう。

3. それぞれのカップに豆腐、顆粒だし、水を入れる。ラップをかけずに、電子レンジで3〜4分加熱し、味噌を溶かし入れる。

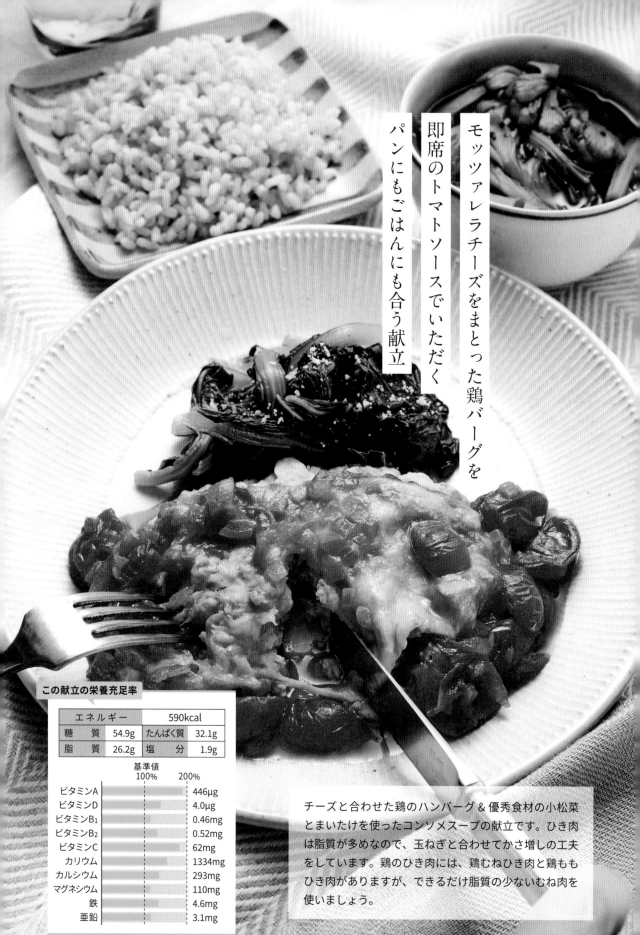

モッツァレラチーズをまとった鶏バーグを
即席のトマトソースでいただく
パンにもごはんにも合う献立

この献立の栄養充足率

エネルギー		590kcal
糖　質	54.9g	たんぱく質	32.1g
脂　質	26.2g	塩　分	1.9g

	基準値 100%　　200%	
ビタミンA		446µg
ビタミンD		4.0µg
ビタミンB₁		0.46mg
ビタミンB₂		0.52mg
ビタミンC		62mg
カリウム		1334mg
カルシウム		293mg
マグネシウム		110mg
鉄		4.6mg
亜鉛		3.1mg

チーズと合わせた鶏のハンバーグ＆優秀食材の小松菜
とまいたけを使ったコンソメスープの献立です。ひき肉
は脂質が多めなので、玉ねぎと合わせてかさ増しの工夫
をしています。鶏のひき肉には、鶏むねひき肉と鶏もも
ひき肉がありますが、できるだけ脂質の少ないむね肉を
使いましょう。

トマトとモッツァレラチーズの鶏バーグ ⏱ 15分 🥡 冷蔵2日

材料（2人分）

鶏ひき肉	160g
玉ねぎ	90g（½個弱）
ミニトマト	100g（10個）
※トマトでもOK	
モッツァレラチーズ	50g
A 溶き卵	1個分
パン粉	大さじ2
塩	ひとつまみ
トマトケチャップ	大さじ2
オリーブオイル	大さじ2
小松菜の葉	70g
※小松菜200gの葉の部分	
粉チーズ	適宜

作り方

① 玉ねぎは粗みじん切りに、ミニトマトは半分に切る。

> memo トマトを使う場合はざく切りにします。

② 大きめの耐熱容器に玉ねぎとオリーブオイルを入れる。ふんわりラップをかけて電子レンジで2分加熱し、少し冷ましておく。

③ ポリ袋に鶏肉とA、②の⅔量を入れて、全体を軽く混ぜ、鶏バーグのタネを作る。

④ 玉ねぎが⅓量残っている耐熱容器に、トマトとケチャップを加えて混ぜ、トマトソースを作る。

⑤ 鶏バーグのタネを2等分にして形成し、④に入れる。ふんわりラップをかけて電子レンジで4分加熱する。次に、ラップを外してさらに2分加熱する。

⑥ モッツァレラチーズをちぎって鶏バーグの上にのせる。ラップをかけて電子レンジで1分加熱し、器に盛る。

⑦ 小松菜の葉をちぎり、耐熱容器に入れてふんわりラップをかけ、電子レンジで1分加熱する。鶏バーグの横に添えて、お好みで粉チーズをふる。

小松菜とまいたけのしょうゆコンソメスープ ⏱ 5分 🥡 冷蔵2日

材料（2人分）

小松菜の茎	130g
※小松菜200gの茎の部分	
まいたけ	120g（1パック強）
顆粒コンソメ	小さじ1強
酢	小さじ½
しょうゆ	数滴（1gほど）
こしょう	少々
水	140mℓ
玄米ごはん	200g

作り方

① 小松菜の茎は3cm幅に切り、まいたけはほぐす。

② 鍋に①とコンソメ、水を入れ、フタをして中火にかける。沸騰したら弱火にして、1分ほど加熱して火を止める。

③ 酢、しょうゆで味を調え、こしょうをふる。

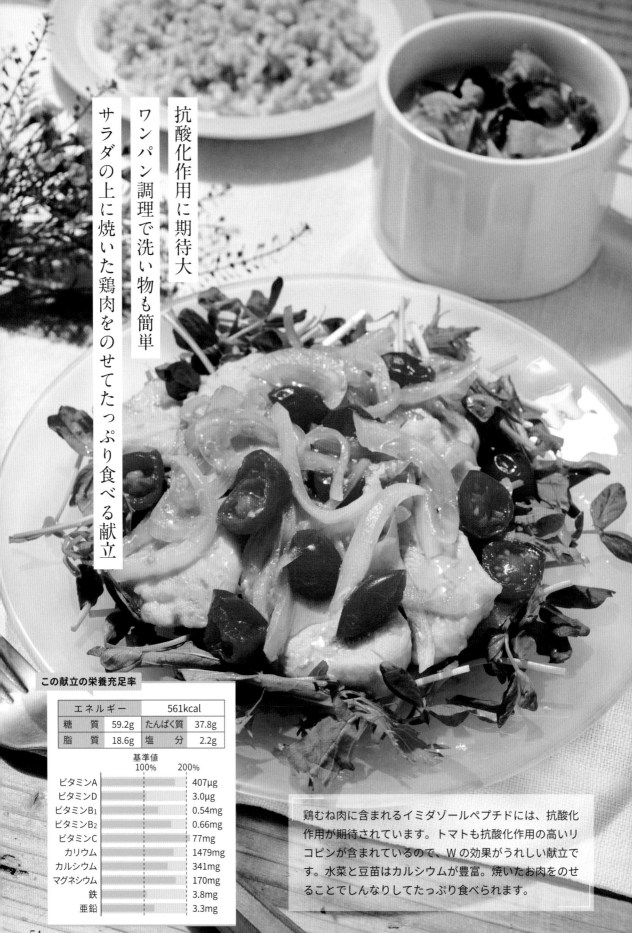

抗酸化作用に期待大

ワンパン調理で洗い物も簡単

サラダの上に焼いた鶏肉をのせてたっぷり食べる献立

この献立の栄養充足率

エネルギー		561kcal	
糖　質	59.2g	たんぱく質	37.8g
脂　質	18.6g	塩　分	2.2g

	基準値 100% / 200%	
ビタミンA		407µg
ビタミンD		3.0µg
ビタミンB$_1$		0.54mg
ビタミンB$_2$		0.66mg
ビタミンC		77mg
カリウム		1479mg
カルシウム		341mg
マグネシウム		170mg
鉄		3.8mg
亜鉛		3.3mg

鶏むね肉に含まれるイミダゾールペプチドには、抗酸化作用が期待されています。トマトも抗酸化作用の高いリコピンが含まれているので、Wの効果がうれしい献立です。水菜と豆苗はカルシウムが豊富。焼いたお肉をのせることでしんなりしてたっぷり食べられます。

鶏むね肉のサラダしょうが焼き　⏱ 15 分　🗄 冷蔵 2 日

材料（2人分）

鶏むね肉	250g
※皮を外して200g	
玉ねぎ	100g（½個）
すりおろししょうが	1かけ分
ミニトマト	100g（10個）
塩	小さじ¼
薄力粉	2g
オリーブオイル（加熱用）	大さじ1
A しょうゆ	小さじ1
A きび糖	小さじ1
A レモン汁	小さじ1
A オリーブオイル（仕上げ用）	大さじ1
水菜	100g（2株）
豆苗	40g（1袋）

作り方

① 鶏肉は皮を外して2cm幅のそぎ切りにし、塩と薄力粉をまぶす。

② 玉ねぎは薄切りに、ミニトマトは半分に切る。水菜は2cm幅に切り、豆苗は根元を切り落とす。

③ フライパンにオリーブオイルをひき、玉ねぎ、鶏肉、トマト、すりおろししょうがの順で入れ、フタをして中火で5分ほど加熱する。フタがくもる、または隙間から湯気が出てきたら、火を止めて5分ほど余熱調理する。

④ 具をボウルに取り出し、Aと混ぜ合わせる。

> memo　具を取り出した後の汁はスープに使うのでフライパンに残します。

⑤ 器に水菜と豆苗を盛り、④をのせる。

鶏だしミルク味噌スープ　⏱ 5 分　🗄 冷蔵 当日中

材料（2人分）

まいたけ	120g（1パック強）
冷凍ほうれん草	100g
油揚げ	¾枚（15g）
低脂肪牛乳	200mℓ
きび糖	小さじ1
味噌	大さじ½
主菜で出た汁	全量
玄米ごはん	200g

作り方

① まいたけはほぐす。冷凍ほうれん草は水にさらした後、よく絞る。油揚げは5mm幅の短冊切りにする。

② 主菜の工程④で具を取り出した後のフライパンに、①と低脂肪牛乳、きび糖を入れ、フタをして中火にかける。

③ 沸騰したら弱火にし、味噌を溶かし入れて火を止め、器に盛る。

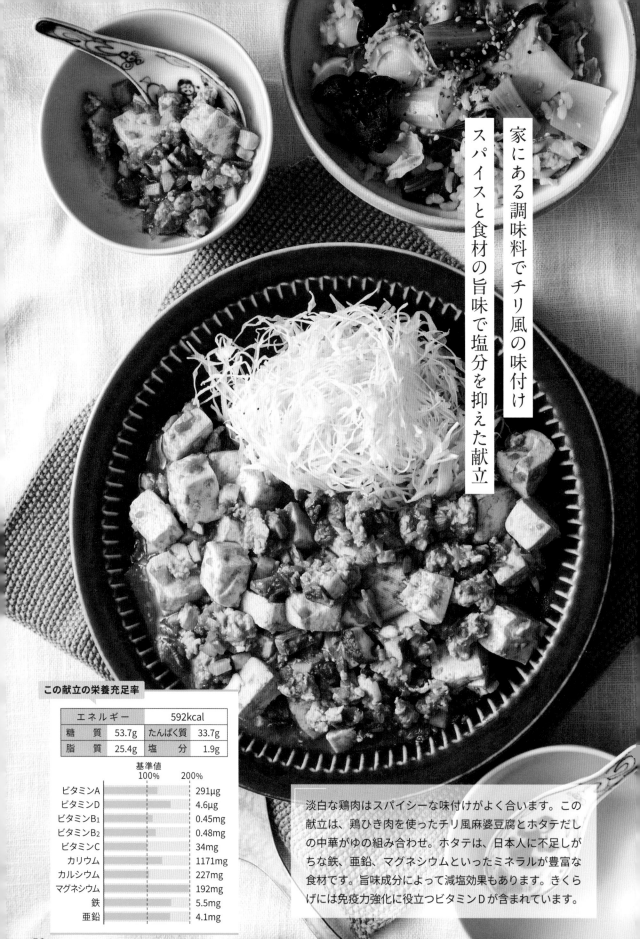

スパイスと食材の旨味で塩分を抑えた献立

家にある調味料でチリ風の味付け

この献立の栄養充足率

エネルギー		592kcal	
糖　質	53.7g	たんぱく質	33.7g
脂　質	25.4g	塩　分	1.9g

	基準値 100%	200%	
ビタミンA			291μg
ビタミンD			4.6μg
ビタミンB₁			0.45mg
ビタミンB₂			0.48mg
ビタミンC			34mg
カリウム			1171mg
カルシウム			227mg
マグネシウム			192mg
鉄			5.5mg
亜鉛			4.1mg

淡白な鶏肉はスパイシーな味付けがよく合います。この献立は、鶏ひき肉を使ったチリ風麻婆豆腐とホタテだしの中華がゆの組み合わせ。ホタテは、日本人に不足しがちな鉄、亜鉛、マグネシウムといったミネラルが豊富な食材です。旨味成分によって減塩効果もあります。きくらげには免疫力強化に役立つビタミンDが含まれています。

チリ風麻婆豆腐　⏱ 15 分　🥘 冷蔵 2〜3 日

材料（2人分）

木綿豆腐	200g
鶏ひき肉	100g
にんじん	40g（2〜3cm）
長ねぎ	25g（10cm）
エリンギの茎	25g

※エリンギ 50g（1本）の茎の部分。
　カサの部分は中華がゆに使う

にんにく	1かけ
鷹の爪	1本
A トマトケチャップ	大さじ2
味噌	大さじ½
酢	大さじ½
こしょう	適量
オリーブオイル	大さじ2
キャベツ	60g（1枚）

作り方

① 豆腐は3cm角に、にんじん、長ねぎ、エリンギの茎、にんにくはみじん切りに、鷹の爪は輪切りにする。キャベツは千切りにする。

② フライパンにオリーブオイル、にんにく、鷹の爪を入れて弱火にかける。香りが立ってきたら中火にし、鶏肉、にんじん、エリンギ、A を加えて炒める。鶏肉に火が通ったら豆腐と長ねぎを加え、ひと煮立ちさせて火を止める。

③ こしょうで味を調えて器に盛り、キャベツを添える。

ホタテだしの具だくさん中華がゆ　⏱ 10 分　🥘 冷蔵 2〜3 日

材料（2人分）

玄米ごはん	200g
刺身用ベビーホタテ	100g
チンゲン菜	120g（大1株）
エリンギのカサ	25g

※エリンギ 50g（1本）のカサの部分

乾燥きくらげ	6g
すりおろししょうが	1かけ分
酒	大さじ1
A しょうゆ	小さじ1
酢	小さじ1
白いりごま	小さじ1
こしょう	少々
ごま油	小さじ1
水	100ml

作り方

① チンゲン菜は2cm幅に、エリンギのカサはスライスする。乾燥きくらげは全体が浸るくらいの水と一緒に電子レンジで1分加熱して戻す。

② 鍋に水、酒、エリンギ、きくらげ、チンゲン菜、ベビーホタテ、しょうが、ごはんの順で入れ、フタをして中火にかける。

③ 沸騰したら全体を混ぜ、野菜に火が通ったら火を止める。A を加えて混ぜる。

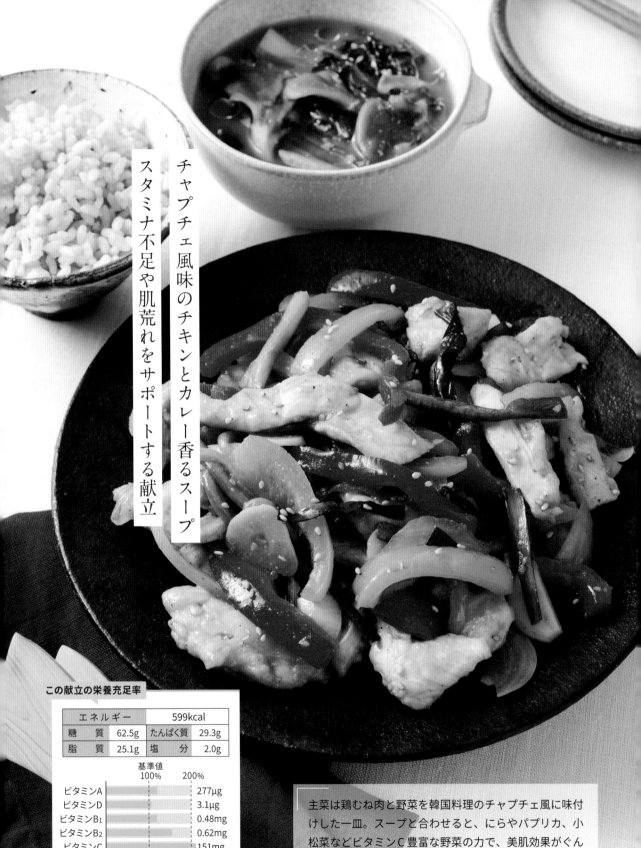

チャプチェ風味のチキンとカレー香るスープ

スタミナ不足や肌荒れをサポートする献立

この献立の栄養充足率

エネルギー		599kcal
糖　質	62.5g	たんぱく質 29.3g
脂　質	25.1g	塩　分 2.0g

	基準値 100%	200%	
ビタミンA			277µg
ビタミンD			3.1µg
ビタミンB$_1$			0.48mg
ビタミンB$_2$			0.62mg
ビタミンC			151mg
カリウム			1344mg
カルシウム			291mg
マグネシウム			139mg
鉄			3.7mg
亜鉛			3.0mg

主菜は鶏むね肉と野菜を韓国料理のチャプチェ風に味付けした一皿。スープと合わせると、にらやパプリカ、小松菜などビタミンC豊富な野菜の力で、美肌効果がぐんと高まる献立です。スタミナアップが期待できるにらやにんにくもたっぷり使っているので、元気が出ないときにもおすすめ。

チキンのチャプチェ風味　⏱ 15分　🥡 冷蔵 当日中

材料（2人分）

鶏むね肉	180g
※皮を外して140g	
玉ねぎ	50g（¼個）
赤・黄パプリカ	150g（各½個）
にら	25g（¼束）
にんにく	2かけ
A　しょうゆ	小さじ2
きび糖	小さじ2
酢	小さじ2
ごま油	大さじ1
塩	少々
片栗粉	適量
オリーブオイル	大さじ1
白いりごま	小さじ2

作り方

1. 鶏肉は皮を外して1×4cm大に切り、塩をまぶして片栗粉を薄くふる。玉ねぎとにんにくは薄切りに、パプリカは細切りに、にらは5cm幅に切る。

2. フライパンにオリーブオイルをひき、玉ねぎ、にんにく、パプリカ、鶏肉、にらの順で入れ、フタをして中火にかけ5分ほど加熱する。

3. ジュージュー音がしてきたらAを加え、とろみがつくまで炒めながらからめる。

4. いりごまを加えてひと混ぜしたら火を止め、器に盛る。

> memo　肉にまだ火が通っていない場合は、野菜だけ先に取り出し、1〜2分さらに加熱しましょう。

にらとまいたけのカレー風味スープ　⏱ 10分　🥡 冷蔵 当日中

材料（2人分）

まいたけ	120g（1パック強）
にら	25g（¼束）
小松菜	60g（1〜2株）
すりおろしにんにく	1かけ分
カレー粉	小さじ1
味噌	小さじ1
トマトケチャップ	小さじ2
食塩無添加顆粒だし	2g
低脂肪牛乳	200mℓ
オリーブオイル	大さじ1
玄米ごはん	200g

作り方

1. にらは1cm幅に、小松菜はざく切りにする。まいたけはほぐす。

2. 耐熱容器にすべての材料を入れ、ふんわりラップをかけて電子レンジで6分加熱する。全体を混ぜて器に盛る。

常備したい優秀食材 魚缶

常温で長期保存できることから、災害時に役立つアイテムとして知られる魚の缶詰。
実は、栄養面からも驚くほど優秀な食材です。
高温高圧で調理してあるので、骨までやわらかく食べられるのも魚缶のいいところ。
本書では、サバ缶やイワシ缶を使ったレシピを数多く掲載しています。
ぜひ参考にして、日々の食事に取り入れましょう。

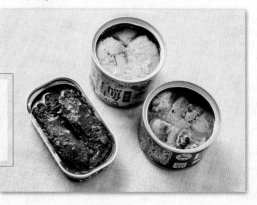

> 水煮だけでなく、味噌煮、蒲焼きなど
> 味付きの魚缶も、その味を活かして
> 様々な料理に活用できます。ただし、
> 塩やしょうゆを控えるなどして、塩分
> 過多にならないように注意しましょう。

魚缶に含まれる EPA、DHA に注目

魚缶は、たんぱく質、カルシウムの他、オメガ3脂肪酸である「EPA」「DHA」が豊富。これらは魚の油にある成分で、特にサバやイワシ、サンマなど、脂ののった青魚に多く含まれています。人間の体内ではつくることができないため、食物などから摂取する必要があります。

EPA［エイコサペンタエン酸］の働き

血液や血管の健康維持に重要な働きをします。血液をサラサラにする、中性脂肪値を低下させるなどの働きで、脳梗塞や心筋梗塞、動脈硬化の予防をサポートします。

DHA［ドコサヘキサエン酸］の働き

脳や神経組織の機能を高める働きがあり、血流の改善や記憶力改善が期待できます。また、中性脂肪値や悪玉コレステロール値の低下、アトピーやアレルギーへの効果も報告されています。

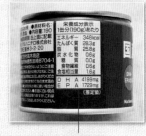

魚缶の
ここに注目！

EPA・DHAは
1日に合計2,000mgの摂取
を目標にしましょう

魚缶を食事に取り入れる3つのコツ

コツ 1
魚缶の汁には栄養がたっぷり含まれています。必ず汁ごと使いましょう。

コツ 2
缶から出すと酸化しやすいので、抗酸化作用の高い野菜と一緒にとるようにしましょう。また、一度缶を開けた後、残ってしまったら、他の容器に移しなるべく早めに食べましょう。

コツ 3
料理の途中で身を混ぜすぎてしまうと、臭みが出ることがあります。他の食材と一緒に調理するときは後から入れる、丁寧に鍋に並べるなど、身をあまり崩さないように工夫しましょう。

常備したい優秀食材 小松菜・まいたけ

小松菜とまいたけ、どちらも数ある野菜のなかでトップクラスの栄養素を誇ります。
しかも安価で、様々な料理に活用できる、ぜひ常備してたくさん食べてほしい食材です。

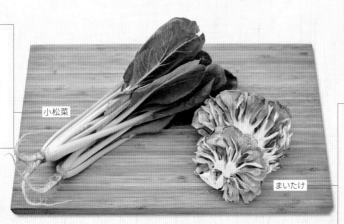

年間を通して食べることができますが、旬の11〜3月は甘みが増します。葉の緑色が濃く、肉厚でピンと張っているものを選びましょう。

小松菜

まいたけ

香りと歯ざわりがよいまいたけは、煮ても、炒めても、揚げても美味しくいただけます。旨味が強いので、カサが大きくて肉厚のものがおすすめ。

小松菜のおすすめポイント

 栄養豊富で低カロリー

日本人に不足している、カルシウム、鉄、ビタミンA、ビタミンCを多く含む、現代人の救世主的な野菜です。「100gあたり13kcal」と低カロリーのため、カロリーオーバーを気にせずに食べられる点も魅力です。

point 2 **アクが少なく料理に使いやすい**

ほうれん草と違い、シュウ酸の少ない小松菜は、下ゆで不要！生で食べても、汁ものにそのまま入れてもOKです。汁ものの具として食べると、水に溶けやすい栄養素ももれなく摂取できるのでおすすめです。

まいたけのおすすめポイント

 魚以外でビタミンDを含む貴重な食材

カルシウムの吸収を促し、骨の健康や筋肉・神経の正常な働きを維持するビタミンD。魚に多く含まれる栄養素ですが、まいたけにも豊富に含まれています。魚以外を主菜に選ぶ際には積極的にとってほしい食材です。この理由から、本書では肉の献立には、まいたけを多く使用しています。

point 2 **食物繊維「β-グルカン」が免疫強化に働く**

きのこ類に含まれる不溶性食物繊維「β-グルカン」は、腸内の活動や免疫力を活性化させる栄養素として近年注目されています。まいたけはきのこのなかでもβ-グルカンの含有率が高い食材です。

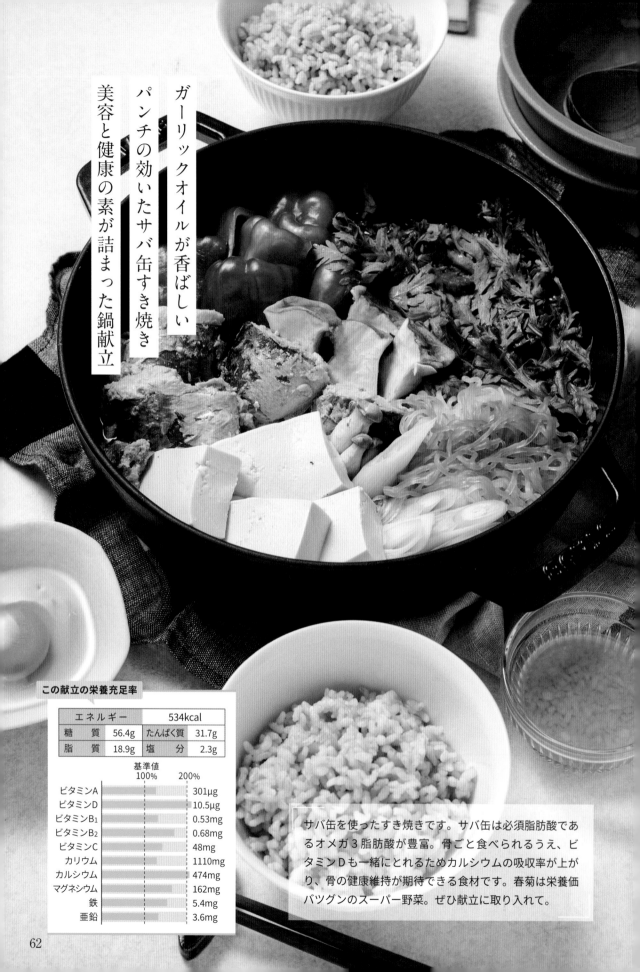

ガーリックオイルが香ばしい
パンチの効いたサバ缶すき焼き
美容と健康の素が詰まった鍋献立

この献立の栄養充足率

エネルギー		534kcal	
糖　質	56.4g	たんぱく質	31.7g
脂　質	18.9g	塩　分	2.3g

基準値
100% 　200%

ビタミンA	301µg
ビタミンD	10.5µg
ビタミンB$_1$	0.53mg
ビタミンB$_2$	0.68mg
ビタミンC	48mg
カリウム	1110mg
カルシウム	474mg
マグネシウム	162mg
鉄	5.4mg
亜鉛	3.6mg

サバ缶を使ったすき焼きです。サバ缶は必須脂肪酸であるオメガ3脂肪酸が豊富。骨ごと食べられるうえ、ビタミンDも一緒にとれるためカルシウムの吸収率が上がり、骨の健康維持が期待できる食材です。春菊は栄養価バツグンのスーパー野菜。ぜひ献立に取り入れて。

ガーリックオイル香るサバ缶すき焼き

⏱ 15分

🥫 冷蔵 2〜3日
（春菊を入れない状態で）

材料（2人分）

●サバ缶すき焼き

サバ水煮缶	1缶（180g）
木綿豆腐	150g
しらたき（アク抜き不要タイプ）	150g
エリンギ	100g（2本）
ピーマン	80g（2個）
春菊	150g（10茎）
長ねぎ	50g（20cm）
A 酒	大さじ1
A しょうゆ	大さじ1
A きび糖	大さじ2
卵	適宜

●ガーリックオイル

オリーブオイル	小さじ2
にんにく	1かけ

耐熱容器にみじん切りにしたにんにくとオリーブオイルを入れ、ふんわりラップをかけて電子レンジで30秒加熱する。

玄米ごはん	200g

作り方

① エリンギはスライスし、ピーマンは半分に切る。長ねぎは2cmの斜め切りに、春菊は4cmの長さに切り、葉と茎に分ける。

② しらたきを耐熱容器に入れ、ラップをかけずに電子レンジで3分加熱し、水抜きをする。豆腐はペーパータオルに包み、電子レンジで1分30秒加熱し、水を切って食べやすい大きさに切る。

③ 鍋にサバを缶汁ごと入れ、春菊の葉以外の具材を並べる。混ぜ合わせたAをしらたきと豆腐にかけながら入れる。

④ フタをして中火にかけ、沸騰したら弱火にして野菜がやわらかくなるまで煮る。途中で汁が少なくなったら水大さじ2（分量外）を加える。最後に春菊の葉を加え、軽く煮立たせて火を止める。

⑤ ガーリックオイルを鍋の上からかけ、お好みで卵につけて食べる。

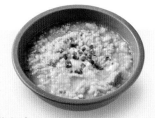

余った汁とごはんで卵雑炊に！

⏱ 5分　🥫 冷蔵2日

材料（2人分）

余ったすき焼きの汁	適量
余ったごはん	適量
卵	1個

作り方

鍋に材料を入れて、お好みの固さまで加熱する。

> memo　耐熱容器に材料を入れて、電子レンジで1〜2分加熱してもOKです。

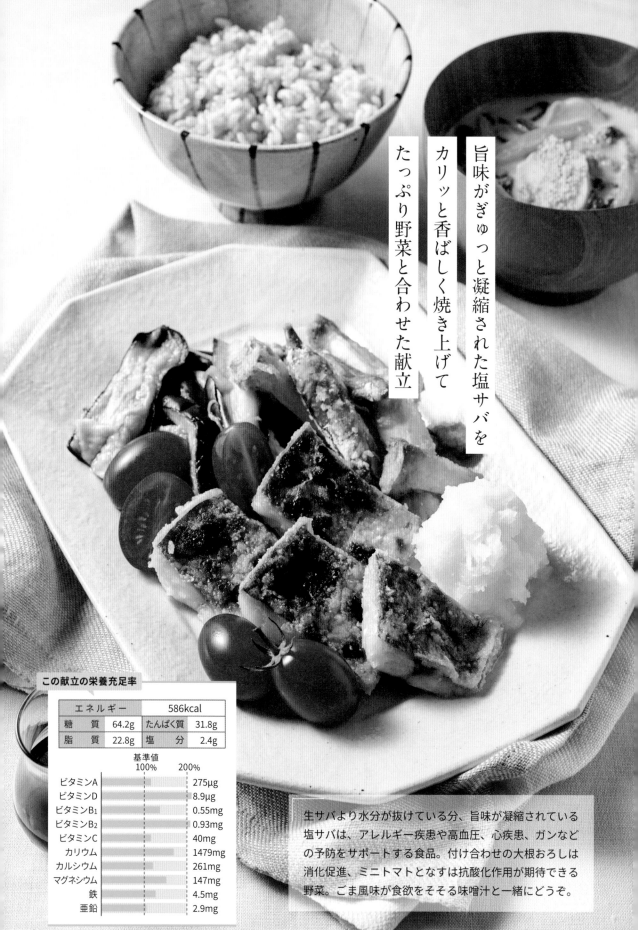

旨味がぎゅっと凝縮された塩サバを
カリッと香ばしく焼き上げて
たっぷり野菜と合わせた献立

この献立の栄養充足率

エネルギー		586kcal	
糖　質	64.2g	たんぱく質	31.8g
脂　質	22.8g	塩　分	2.4g

	基準値		
	100%	200%	
ビタミンA			275μg
ビタミンD			8.9μg
ビタミンB₁			0.55mg
ビタミンB₂			0.93mg
ビタミンC			40mg
カリウム			1479mg
カルシウム			261mg
マグネシウム			147mg
鉄			4.5mg
亜鉛			2.9mg

生サバより水分が抜けている分、旨味が凝縮されている
塩サバは、アレルギー疾患や高血圧、心疾患、ガンなど
の予防をサポートする食品。付け合わせの大根おろしは
消化促進、ミニトマトとなすは抗酸化作用が期待できる
野菜。ごま風味が食欲をそそる味噌汁と一緒にどうぞ。

塩サバの竜田焼き ⏱ 15分 🍚 冷蔵 当日中

材料（2人分）

塩サバ（半身）	140g（1枚）
エリンギ（カサの部分）	100g（2本分）
※エリンギ200gのカサの部分。茎部分は味噌汁に使う	
ししとうがらし	20g（5本）
片栗粉	大さじ2
オリーブオイル	小さじ2
大根	100g（2.5cm）
なす	160g（2本）
ミニトマト	80g（8個）
ぽん酢	適量

作り方

① 塩サバは8等分に、エリンギのカサは十字に切る。ミニトマトは半分に切り、大根はすりおろす。

② サバ、エリンギのカサ、ししとうがらしに片栗粉をまぶす。

③ フライパンにオリーブオイルをひいて煙が立ったら②を入れ、表面がカリッとするまで焼く。

④ なすに爪楊枝などで2〜3か所穴を開ける。ラップで全体を包み、電子レンジで3〜4分加熱し、すぐに冷水にとる。粗熱が取れたら乱切りにする。

> memo 穴を開けることで破裂を防ぐことができます。また、ラップで全体を包むことで、なすの鮮やかな色を保つことができます。

⑤ 器に③と大根おろし、ミニトマト、なすを盛り付け、ぽん酢につけながら食べる。

小松菜とにんじんのごま味噌汁 ⏱ 10分 🍚 冷蔵 当日中

材料（2人分）

小松菜	60g（1〜2株）
にんじん	40g（2〜3cm）
エリンギ（茎部分）	100g（2本分）
※エリンギ200gの茎の部分	
油揚げ	15g（¾枚）
白いりごま	小さじ1
味噌	小さじ2
食塩無添加顆粒だし	1g
低脂肪牛乳	160㎖
玄米ごはん	200g

作り方

① にんじんは細切りに、エリンギの茎は輪切りに、小松菜は3cm幅に、油揚げは2mm幅に切る。

② 鍋ににんじん、エリンギ、低脂肪牛乳、油揚げ、顆粒だしを入れ、中火にかける。

③ 沸騰したら小松菜を入れ、再度沸騰したら火を止め、味噌を溶かし入れる。

④ 器に盛り、いりごまをふる。

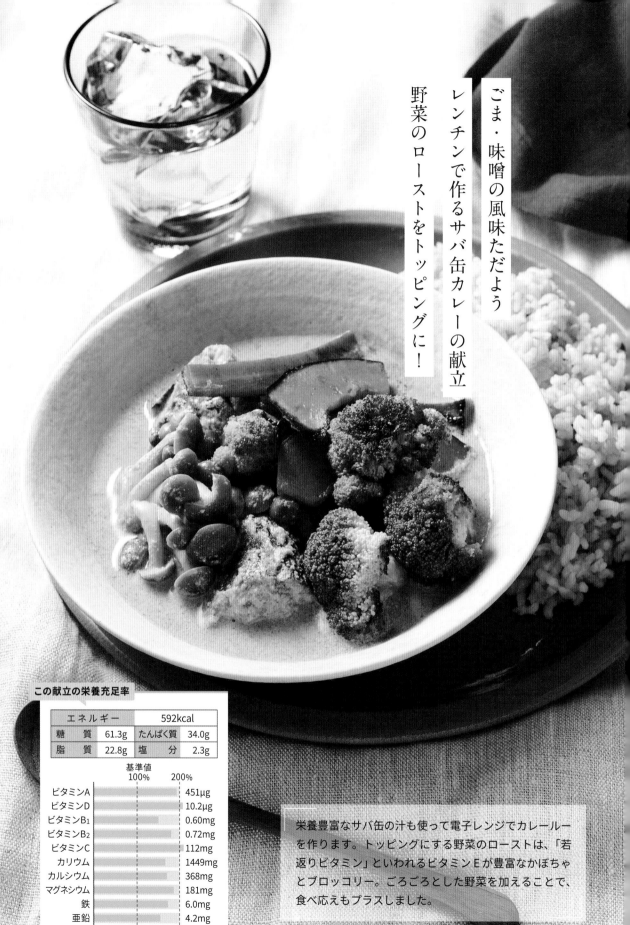

ごま・味噌の風味ただよう
レンチンで作るサバ缶カレーの献立
野菜のローストをトッピングに！

この献立の栄養充足率

エネルギー		592kcal	
糖　質	61.3g	たんぱく質	34.0g
脂　質	22.8g	塩　　分	2.3g

	基準値 100%	200%	
ビタミンA			451μg
ビタミンD			10.2μg
ビタミンB₁			0.60mg
ビタミンB₂			0.72mg
ビタミンC			112mg
カリウム			1449mg
カルシウム			368mg
マグネシウム			181mg
鉄			6.0mg
亜鉛			4.2mg

栄養豊富なサバ缶の汁も使って電子レンジでカレールーを作ります。トッピングにする野菜のローストは、「若返りビタミン」といわれるビタミンEが豊富なかぼちゃとブロッコリー。ごろごろとした野菜を加えることで、食べ応えもプラスしました。

サバ缶和風スープカレー

⏱ 10分　🥫 冷蔵2日

材料（2人分）

サバ水煮缶	1缶（180g）
しめじ	100g（1パック）
すりおろししょうが	1かけ分
カレー粉	小さじ2
味噌	大さじ1
白ねりごま	大さじ1
水	160㎖
無調整豆乳	200㎖
玄米ごはん	200g

作り方

① しめじをほぐす。

② 豆乳以外のすべての材料を耐熱容器に入れ、ふんわりラップをかけて電子レンジで4分30秒加熱する。

③ 豆乳を加えて全体を混ぜ、ラップをかけずに電子レンジで2分加熱する。

memo 同様の手順で鍋で調理してもOKです。

④ 器に玄米ごはんをよそい、③をかける。

オリーブオイルで野菜のロースト

⏱ 10分　🥫 冷蔵 当日中

材料（2人分）

かぼちゃ	120g
ブロッコリー	120g（½個）
にんじん	60g（3〜4cm）
塩	ひとつまみ
オリーブオイル	小さじ2

作り方

① かぼちゃは薄切りに、にんじんは長めの薄切りにする。ブロッコリーは小房に分ける。

② フライパンにオリーブオイルをひき、野菜を入れて塩をふる。フタをして中火にかけ、5分ほど蒸し焼きにする。

③ ブロッコリーに火が通ったら、取り出して火を止める。再度フタをしてかぼちゃ、にんじんを余熱で調理する。

④ サバ缶カレーにトッピングする。

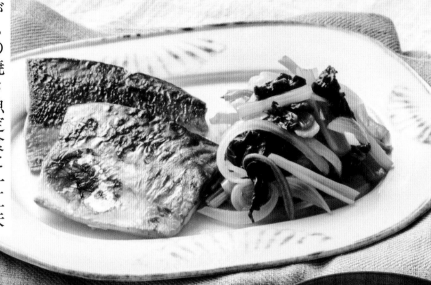

昔ながらの焼き魚定食に一工夫

豆乳のコクとオリーブオイルの口当たりが新しい献立

この献立の栄養充足率

エネルギー		571kcal	
糖質	51.5g	たんぱく質	33.3g
脂質	24.1g	塩分	2.5g

基準値
	100%	200%	
ビタミンA			346μg
ビタミンD			8.0μg
ビタミンB₁			0.62mg
ビタミンB₂			0.72mg
ビタミンC			49mg
カリウム			1427mg
カルシウム			305mg
マグネシウム			176mg
鉄			6.8mg
亜鉛			2.7mg

玄米ごはんに焼き魚、味噌汁、おひたしの組み合わせ。
純和風の献立のようですが、味噌汁には豆乳、おひたし
にはオリーブオイルを加えて、コクを出し口当たりをな
めらかにしています。さらに、脂溶性ビタミンの吸収率
もアップ。もともとが栄養バランスのよい焼き魚定食に、
プラスαの工夫が利いた献立です。

サバの塩焼きと小松菜のオリーブおひたし

⏱ 15分 　🥡 冷蔵 当日中

材料（2人分）

●サバの塩焼き

塩サバ（半身） ……………… 140g（1枚）

作り方

① 塩サバは4等分にする。

② フライパンにクッキングシートを敷き、皮目を下にして①を並べる。中火で5〜8分焼く。

③ 焼き目がついたらひっくり返し、弱火で5分焼いて器に盛る。

●小松菜のオリーブおひたし

小松菜	……………	150g（½束）
玉ねぎ	……………	50g（¼個）

A
しょうゆ	……………	小さじ1
食塩無添加顆粒だし	…	1g
オリーブオイル	……………	小さじ2

① 小松菜は3cm幅に、玉ねぎは薄切りにする。

② 耐熱容器に小松菜、玉ねぎを入れ、ふんわりラップをかけ電子レンジで3分加熱する。

③ Aで和えて塩サバに添える。

たっぷり野菜のコク甘味噌汁　⏱ 15分 　🥡 冷蔵 当日中

材料（2人分）

白菜	……………	150g（1〜2枚）
玉ねぎ	……………	60g（大¼個）

※長ねぎでもOK

にんじん	……………	40g（2〜3cm）
しめじ	……………	100g（1パック）
絹ごし豆腐	……………	250g
酒	……………	大さじ1
味噌	……………	小さじ2
食塩無添加顆粒だし	……………	2g
無調整豆乳（または牛乳）	…	40㎖
水	……………	80㎖

玄米ごはん ……………… 200g

作り方

① 白菜は大きめのそぎ切りに、玉ねぎとにんじんは薄切りに、豆腐は食べやすい大きさに切る。しめじはほぐす。

② 耐熱容器に野菜、酒、顆粒だしを入れ、ふんわりラップをかけて電子レンジで9分加熱する。

③ 水と豆乳、豆腐を加え、再度ふんわりラップをかけて、電子レンジで5分加熱する。

④ 味噌を溶かし入れて器によそう。

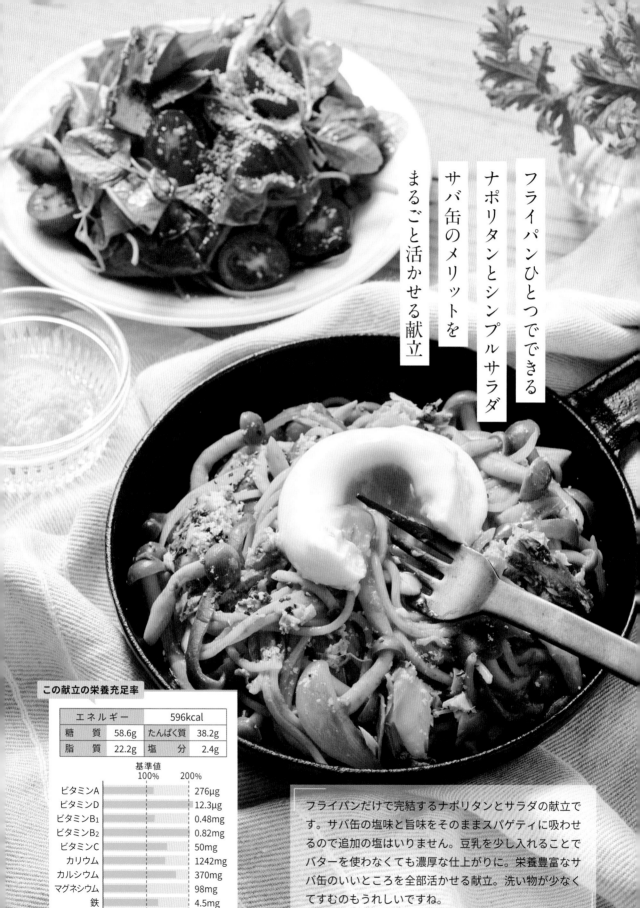

フライパンひとつでできる
ナポリタンとシンプルサラダ
サバ缶のメリットを
まるごと活かせる献立

この献立の栄養充足率

エネルギー		596kcal	
糖　質	58.6g	たんぱく質	38.2g
脂　質	22.2g	塩　分	2.4g

	基準値 100%	200%	
ビタミンA			276μg
ビタミンD			12.3μg
ビタミンB₁			0.48mg
ビタミンB₂			0.82mg
ビタミンC			50mg
カリウム			1242mg
カルシウム			370mg
マグネシウム			98mg
鉄			4.5mg
亜鉛			4.0mg

フライパンだけで完結するナポリタンとサラダの献立です。サバ缶の塩味と旨味をそのままスパゲティに吸わせるので追加の塩はいりません。豆乳を少し入れることでバターを使わなくても濃厚な仕上がりに。栄養豊富なサバ缶のいいところを全部活かせる献立。洗い物が少なくてすむのもうれしいですね。

サバ缶ナポリタン エッグのせ　⏱ 10分　🥫 冷蔵 当日中

材料（2人分）

●サバ缶ナポリタン

スパゲティ （7分ゆでタイプ）	100g
サバ水煮缶	1缶（180g）
玉ねぎ	50g（¼個）
ピーマン	60g（2個）
しめじ	120g（1パック強）
すりおろしにんにく	½かけ分
水	サバ缶2杯分（360㎖）
豆乳	大さじ2
トマトケチャップ	大さじ4
粉チーズ	小さじ2
こしょう	少々

●蒸し卵

卵	2個
水	大さじ2

耐熱容器に水を入れて卵を割り入れる。爪楊枝で黄身に破裂防止の穴を開け、ふんわりラップをかけて電子レンジで1分20秒加熱する。

作り方

① 玉ねぎとピーマンは薄切りにし、しめじはほぐす。

② フライパンにしめじ、にんにく、サバを缶汁ごと入れて強火にかけ、沸騰した後1分ほど煮詰める。

③ 空いたサバ缶に水を入れて加え、スパゲティを半分に折って入れる。沸騰したら中火にし、時々混ぜながらスパゲティのパッケージにある表示時間（7分）ゆでる。

> memo　ゆで上がる前に水分が蒸発したら、適宜水を加えて調整しましょう。

④ 玉ねぎ、ピーマン、豆乳、ケチャップを加えて、ねっとりしてきたら火を止め、こしょうで味を調える。

⑤ 器にナポリタンを盛り、蒸し卵をのせて粉チーズをふる。

ベビーリーフのシンプルサラダ　⏱ 5分　🥫 冷蔵 当日中

材料（2人分）

ベビーリーフ	100g（2袋）
ミニトマト	60g（6個）
A　レモン汁	小さじ2
オリーブオイル	小さじ2
塩	少々
粉チーズ	小さじ2

作り方

① ミニトマトを半分に切る。

② 器にベビーリーフ、ミニトマトをのせ、Aを混ぜ合わせてかける。仕上げに粉チーズをふりかける。

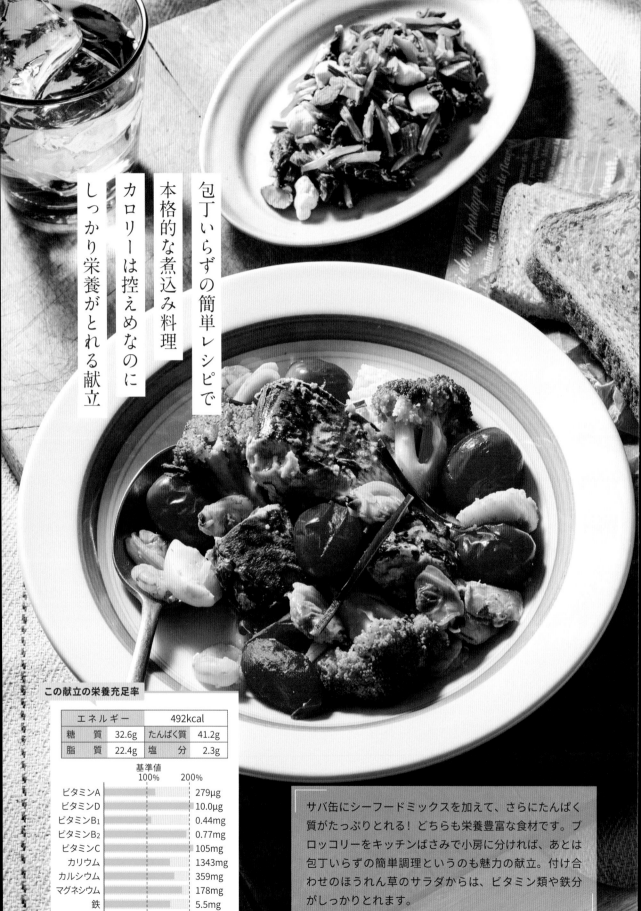

包丁いらずの簡単レシピで
本格的な煮込み料理
カロリーは控えめなのに
しっかり栄養がとれる献立

この献立の栄養充足率

エ ネ ル ギ ー		492kcal	
糖　質	32.6g	たんぱく質	41.2g
脂　質	22.4g	塩　　分	2.3g

	基準値 100% / 200%	
ビタミンA		279µg
ビタミンD		10.0µg
ビタミンB₁		0.44mg
ビタミンB₂		0.77mg
ビタミンC		105mg
カリウム		1343mg
カルシウム		359mg
マグネシウム		178mg
鉄		5.5mg
亜鉛		3.9mg

サバ缶にシーフードミックスを加えて、さらにたんぱく質がたっぷりとれる！　どちらも栄養豊富な食材です。ブロッコリーをキッチンばさみで小房に分ければ、あとは包丁いらずの簡単調理というのも魅力の献立。付け合わせのほうれん草のサラダからは、ビタミン類や鉄分がしっかりとれます。

サバ缶の漁師風煮込み

⏱ 15分　🥫 冷蔵3〜4日

材料（2人分）

サバ水煮缶	1缶（180g）
シーフードミックス	170g
にんにく	1かけ
ミニトマト	100g（10個）
ブロッコリー	100g（6〜7房）
切り昆布	2g
オリーブオイル	小さじ2

作り方

① ブロッコリーは小房に分ける。にんにくはつぶす。

② 鍋にサバを缶汁ごと入れ、シーフードミックス、ミニトマト、にんにく、昆布を加え、フタをして中火にかける。沸騰したら弱火にしてフタを取り、5分煮て火を止める。

③ ブロッコリーを耐熱容器に入れ、ふんわりラップをかけて電子レンジで2分加熱する。②と合わせて器に盛り、仕上げにオリーブオイルをまわしかける。

ほうれん草とナッツのクリームチーズサラダ

⏱ 5分　🥫 冷蔵 当日中

材料（2人分）

冷凍ほうれん草	100g
6Pクリームチーズ	1個（15g）
お好みの無塩ナッツ	10g
しょうゆ	数滴（1g未満）
全粒粉食パン	2枚
（8枚切り）	

作り方

① 冷凍ほうれん草を耐熱容器に入れ、ラップをかけずに電子レンジで2分加熱する。

② クリームチーズを加えて和え、しょうゆで味を調える。

③ 器に盛り、ナッツを砕いてのせる。

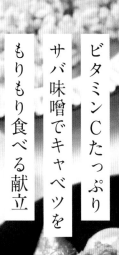

ビタミンCたっぷり
サバ味噌でキャベツを
もりもり食べる献立

この献立の栄養充足率

エネルギー		570kcal	
糖　質	61.3g	たんぱく質	26.0g
脂　質	24.7g	塩　　分	2.2g

	基準値 100%	200%	
ビタミンA			349µg
ビタミンD			4.8µg
ビタミンB$_1$			0.42mg
ビタミンB$_2$			0.57mg
ビタミンC			146mg
カリウム			1237mg
カルシウム			329mg
マグネシウム			138mg
鉄			4.3mg
亜鉛			3.1mg

豚肉の代わりにサバの味噌煮缶を使った回鍋肉です。濃厚なサバ缶の味噌味を活かして、野菜をもりもり食べられるよう、追加の味付けを抑えてあります。また、回鍋肉にも味噌汁にもビタミンC豊富な野菜をたっぷり使い、抗酸化作用が働く献立です。

サバ缶和風回鍋肉

⏱ 10分　🍲 冷蔵 2〜3日

材料（2人分）

サバ味噌煮缶	1缶（180g）
キャベツ	300g（¼個）
ピーマン	160g（4個）
にんにく	1かけ
味噌	小さじ1
※豆板醤または 　コチュジャンでもOK	
オリーブオイル	小さじ2
かつお節	適量
鷹の爪（輪切り）	適宜

作り方

① キャベツは大きめのざく切りに、にんにくはみじん切りに、ピーマンは8等分にする。

② フライパンにフライパン用アルミホイルを敷き、①とオリーブオイルを入れて強火にかける。そのまま5分ほど放置して焼きつける。

> memo　少量の油で野菜に焦げ目をつけたいため、フライパン用アルミホイルを使います。

③ 野菜にある程度焦げ目がついたら味噌を溶かし入れ、サバ味噌煮を缶汁ごと入れる。サバをつぶさないように注意して全体にからめたら、すぐに器に盛りかつお節をかける。お好みで鷹の爪を散らす。

ごま油香る　キャベツとにんじんの具だくさん味噌汁

⏱ 10分　🍲 冷蔵 2〜3日

材料（2人分）

キャベツ	100g（1枚）
にんじん	80g（4〜5cm）
しめじ	100g（1パック）
油揚げ	15g（¾枚）
食塩無添加顆粒だし	1g
味噌	小さじ2
ごま油	小さじ2
水	150㎖
こしょう	適宜
玄米ごはん	200g

作り方

① キャベツは食べやすい大きさに、にんじんは薄切りに、油揚げは細切りにする。しめじはほぐす。

② 耐熱容器に①と水、顆粒だしを入れ、ふんわりラップをかけて電子レンジで8分加熱する。味噌を溶かし入れ、ごま油をかける。

③ 器に盛り、お好みでこしょうをふる。

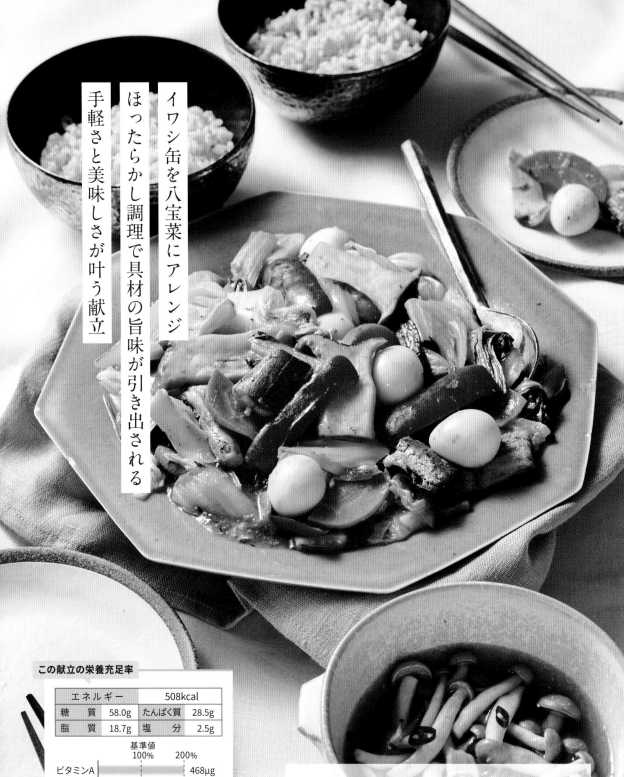

イワシ缶を八宝菜にアレンジ
ほったらかし調理で具材の旨味が引き出される
手軽さと美味しさが叶う献立

この献立の栄養充足率

エネルギー		508kcal	
糖　質	58.0g	たんぱく質	28.5g
脂　質	18.7g	塩　分	2.5g

	基準値 100%	200%	
ビタミンA			468μg
ビタミンD			6.2μg
ビタミンB$_1$			0.46mg
ビタミンB$_2$			0.74mg
ビタミンC			111mg
カリウム			1431mg
カルシウム			416mg
マグネシウム			142mg
鉄			5.8mg
亜鉛			3.8mg

オメガ3脂肪酸やカルシウム、ビタミンDがとれるイワシ缶を八宝菜に仕立てました。火にかけてほったらかしにしている間に、野菜とイワシがほどよく蒸されて美味しくなります。スープにはきのこをたっぷり使って、食物繊維が豊富な献立に。にんにくに含まれるビタミンB群は糖質・たんぱく質の代謝をサポートしてくれます。

イワシ缶のほったらかし和風八宝菜　⏱15分　🥫冷蔵2〜3日

材料（2人分）

イワシ水煮缶	1缶（150g）
白菜	300g（2枚）
チンゲン菜	140g（1.5株）
エリンギ	100g（1パック）
赤ピーマン	75g（½個）
※パプリカでもOK	
にんじん	40g（2〜3cm）
うずらの卵（水煮）	6個
しょうが	1かけ
味噌	大さじ1
A 片栗粉	小さじ2
水	大さじ1
オリーブオイル	小さじ1
酢	小さじ1
ごま油	小さじ1

作り方

1. 白菜は3×4cm大に切る。チンゲン菜は3cm幅に切って葉と茎に分ける。にんじんとエリンギ、赤ピーマンは食べやすい大きさの薄切りにする。しょうがはみじん切りにする。

2. フライパンにオリーブオイルをひき、にんじん、チンゲン菜の茎、しょうが、エリンギと赤ピーマン、白菜とチンゲン菜の葉の順で重ね、フタをして中火で10分ほど蒸し焼きにする。

3. イワシ水煮を缶汁ごと入れ、味噌を加えて全体を混ぜる。A（水溶き片栗粉）をまわし入れ、とろみがつくまで混ぜながら煮詰める。

4. 仕上げにうずらの卵を加え、酢とごま油をまわし入れる。全体を混ぜて火を止め、器に盛る。

きのこのペペロンスープ　⏱5分　🥫冷蔵2〜3日

材料（2人分）

お好みのきのこ	120g
オリーブオイル	小さじ1
にんにく	1かけ
めんつゆ（ストレートタイプ）	30ml
※2倍濃縮の場合：15ml＋水15ml	
※3倍濃縮の場合：10ml＋水20ml	
水	90ml
鷹の爪（輪切り）	適宜
玄米ごはん	200g

作り方

1. お好みのきのこを食べやすい大きさに切る（またはほぐす）。にんにくはみじん切りにする。

2. 耐熱容器ににんにく、オリーブオイル、きのこの順で入れ、ふんわりラップをかけて電子レンジで3分加熱する。

3. めんつゆと水を加えて器に盛り、お好みで鷹の爪を入れる。

memo めんつゆを加えた後、必要なら電子レンジで温めましょう。

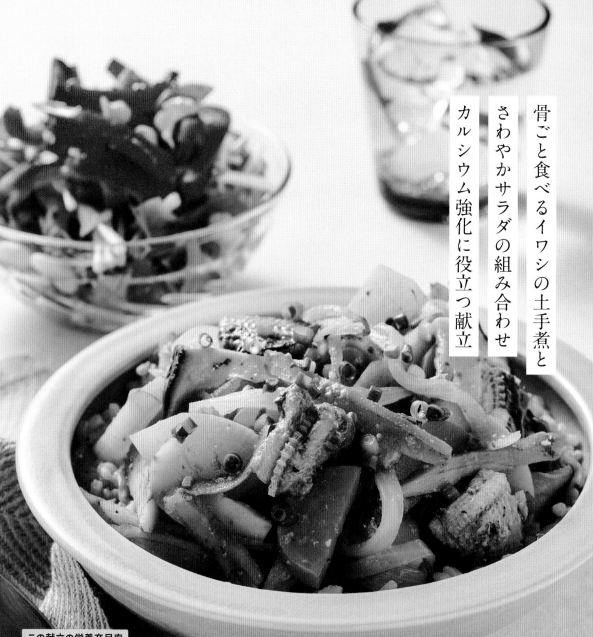

骨ごと食べるイワシの土手煮と
さわやかサラダの組み合わせ
カルシウム強化に役立つ献立

この献立の栄養充足率

エネルギー		524kcal	
糖　質	66.4g	たんぱく質	25.2g
脂　質	15.9g	塩　分	2.0g

	基準値 100% / 200%	
ビタミンA		378µg
ビタミンD		5.1µg
ビタミンB$_1$		0.42mg
ビタミンB$_2$		0.57mg
ビタミンC		120mg
カリウム		1376mg
カルシウム		433mg
マグネシウム		164mg
鉄		5.3mg
亜鉛		3.4mg

「土手煮」とは豚のモツなどを味噌やみりんで煮込んだ料理。このレシピでは、肉の代わりに栄養豊富なイワシ缶とたっぷり野菜を味噌と黒糖で煮込み、土手煮風に仕上げました。サラダに使った赤パプリカは抗酸化作用のあるビタミンCが豊富に含まれるスーパー野菜。サラダにすると栄養素が壊れにくい状態で食べられます。

イワシ缶の土手煮丼　⏱ 15分　🥫 冷蔵 4〜5日

材料（2人分）

玄米ごはん	200g
イワシ水煮缶	1缶（150g）
大根	160g（4cm）
玉ねぎ	100g（½個）
にんじん	80g（4〜5cm）
ごぼう	80g（35cm）
エリンギ	100g（1パック）
酒	大さじ1
味噌	大さじ1
黒糖	大さじ½
※砂糖でもOK	
オリーブオイル	小さじ1
小ねぎ（小口切り）	適宜
白いりごま	適宜

作り方

① 大根とにんじんは5mm幅の半月切りに、ごぼうはささがきに、玉ねぎは粗みじん切りにする。エリンギは食べやすい大きさの薄切りにする。

② 耐熱容器に①、イワシ（缶汁ごと）、酒、味噌、黒糖の順で入れ、ふんわりラップをかけて電子レンジで6分加熱する。

③ 一度取り出して全体を混ぜ、再びふんわりラップをかけて電子レンジで6分加熱する。仕上げにオリーブオイルをたらす。

④ 器に玄米ごはんをよそい、③をのせる。お好みで小ねぎや白ごまをかける。

memo　ごはんにのせる前に少し寝かせておくと、味が馴染んでさらに美味しくなります。

パプリカと水菜のナッツ入りサラダ　⏱ 5分　🥫 冷蔵 当日中

材料（2人分）

●サラダ

赤パプリカ	90g（½個）
※赤ピーマンでもOK	
水菜	100g（2株）
カシューナッツ	4粒程度

●ドレッシング

酢	大さじ1
粒マスタード	小さじ1
オリーブオイル	小さじ1
はちみつ	小さじ1

作り方

① 水菜は食べやすい長さに切る。パプリカは薄くスライスする。カシューナッツは砕く。

② パプリカを耐熱容器に入れ、ふんわりラップをかけて電子レンジで1分加熱する。

③ 器に水菜を盛り、②をのせてカシューナッツを散らす。ドレッシングの材料を混ぜ合わせ、全体にかける。

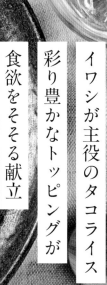

イワシが主役のタコライス
彩り豊かなトッピングが
食欲をそそる献立

この献立の栄養充足率

エネルギー		508kcal	
糖　質	55.9g	たんぱく質	28.3g
脂　質	17.6g	塩　分	1.7g

	基準値 100%	200%	
ビタミンA			250μg
ビタミンD			4.8μg
ビタミンB$_1$			0.48mg
ビタミンB$_2$			0.48mg
ビタミンC			102mg
カリウム			1395mg
カルシウム			355mg
マグネシウム			163mg
鉄			5.3mg
亜鉛			3.4mg

タコスミートをイワシ缶に替え、玄米ごはんと合わせて健康的なタコライスに。イワシ缶にはマグネシウムも豊富に含まれています。マグネシウムは必須ミネラルのひとつで、300以上の酵素の働きに欠かせない栄養素。炭水化物や脂質、たんぱく質の代謝や体温の調節、神経の伝達など体内の様々な活動をサポートしています。

イワシと枝豆のタコライス

⏱ 15 分　🍱 冷蔵 2〜3 日

材料（2人分）

玄米ごはん	200 g
※白米や雑穀米でもOK	
イワシ水煮缶	1缶（150 g）
冷凍枝豆	80 g
にんじん	40 g（2〜3 cm）
にんにく	1かけ
トマト	150 g（1個）
レタス	60 g（1〜2枚）
オリーブオイル	小さじ1
カレー粉	小さじ2
A　トマトケチャップ	大さじ1
中濃ソース	小さじ1
シュレッドチーズ（生食用）	適宜

作り方

① にんにくはみじん切りに、トマトは粗みじん切りに、レタスはざく切りにする。にんじんは皮ごとすりおろす。

② フライパンにオリーブオイルとにんにくを入れ、弱火にかける。香りが立ったらイワシ（缶汁ごと）と冷凍枝豆、にんじん、Aを入れ、汁気がなくなるまで中火で炒める。

memo　枝豆は冷凍のまま使用してOKです。

③ 器にごはん、レタス、②の順でのせ、トマトをそのまわりに飾る。お好みでチーズをのせる。

さっぱりからしマリネ

⏱ 10 分　🍱 冷蔵 2〜3 日

材料（2人分）

ズッキーニ	150 g（1本）
ピーマン	160 g（4個）
エリンギ	50 g（小2本）
塩	ひとつまみ
酢	大さじ1
A　練りからし	1 g程度
オリーブオイル	小さじ1

作り方

① ズッキーニは2 cm幅の輪切りに、ピーマンは乱切りに、エリンギは食べやすい大きさの薄切りにする。

② 野菜を耐熱容器に入れて塩をふる。ふんわりラップをかけて電子レンジで4分加熱する。

③ Aを加えて全体を混ぜ、器に盛る。

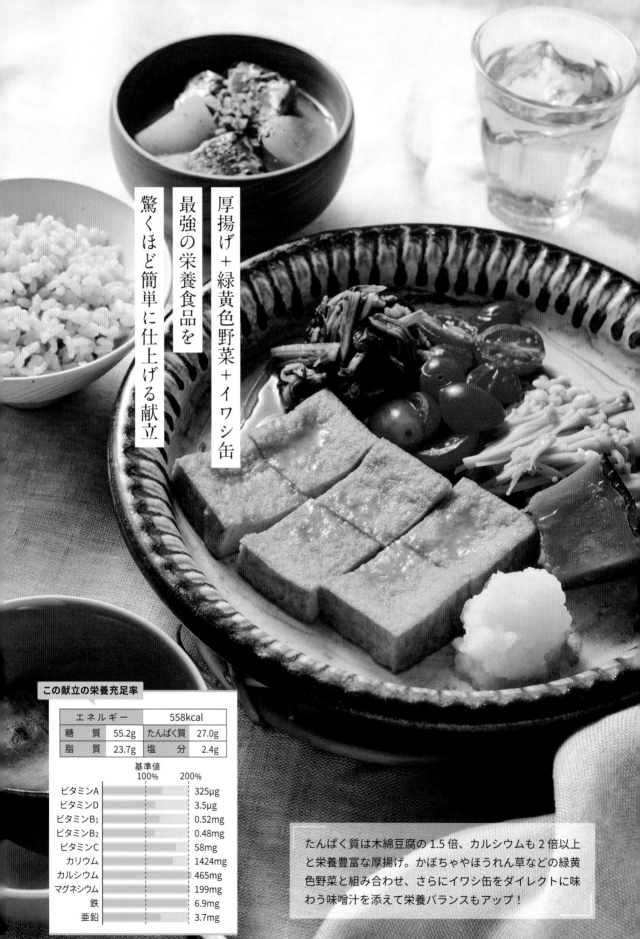

厚揚げ＋緑黄色野菜＋イワシ缶

最強の栄養食品を
驚くほど簡単に仕上げる献立

この献立の栄養充足率

エネルギー		558kcal	
糖　質	55.2g	たんぱく質	27.0g
脂　質	23.7g	塩　分	2.4g

	基準値 100%　　200%	
ビタミンA		325μg
ビタミンD		3.5μg
ビタミンB₁		0.52mg
ビタミンB₂		0.48mg
ビタミンC		58mg
カリウム		1424mg
カルシウム		465mg
マグネシウム		199mg
鉄		6.9mg
亜鉛		3.7mg

たんぱく質は木綿豆腐の 1.5 倍、カルシウムも 2 倍以上
と栄養豊富な厚揚げ。かぼちゃやほうれん草などの緑黄
色野菜と組み合わせ、さらにイワシ缶をダイレクトに味
わう味噌汁を添えて栄養バランスもアップ！

厚揚げの簡単煮　⏱ 15分　🍲 冷蔵3〜4日

材料（2人分）

厚揚げ	200g
えのきたけ	120g（1パック強）
かぼちゃ	60g
大根	80g（2cm）
ミニトマト	120g（12個）
冷凍ほうれん草	100g
めんつゆ	90㎖
（ストレートタイプ）	

※2倍濃縮の場合：45㎖＋水45㎖
※3倍濃縮の場合：30㎖＋水60㎖

オリーブオイル	小さじ2

作り方

1. 厚揚げは半分の厚さにした後、6等分に切る。かぼちゃは一口大に、ミニトマトは半分に切る。えのきたけはほぐし、大根はすりおろす。冷凍ほうれん草は耐熱の容器に入れ、ラップをかけずに電子レンジで3分加熱する。

2. 耐熱容器にえのきたけ、厚揚げ、かぼちゃ、めんつゆの順で入れ、ふんわりラップをかけて電子レンジで8分加熱する。

3. 厚揚げを器に盛り、えのきたけ、かぼちゃ、ほうれん草、ミニトマト、大根おろしを添えてオリーブオイルをまわしかける。

イワシ缶のそのまんま味噌汁　⏱ 10分　🍲 冷蔵3〜4日

材料（2人分）

イワシ味噌煮缶	1缶（100g）
大根	80g（2cm）
水	80㎖
小ねぎ（小口切り）	適宜

玄米ごはん	200g

※白米、雑穀米、もち麦ごはんでもOK

作り方

1. 大根を2mm幅の半月切りにする。

2. 耐熱容器に大根、イワシ（缶汁ごと）、水を入れ、ふんわりラップをかけて電子レンジで5分加熱する。

3. 器に盛り、お好みで小ねぎをのせる。

コンビニでも叶う 準完全栄養食

栄養バランスの整った食事がしたいけれど、
忙しくて時間がない、疲れすぎて料理を作る元気がない……。
そんなときは、コンビニで買える食品を上手に使って栄養補給しましょう。
組み合わせ次第で、地中海メソッドを取り入れた準完全栄養食の献立になります。

組み合わせのコツ

現在のコンビニ惣菜はバラエティ豊かなうえ、栄養もしっかり考えられているので、難しく考えずに
いつもの献立の感覚で組み合わせてOK。以下を参考に、①主食 ②主菜 ③副菜 ④フルーツを選びましょう。
それらに、⑤低脂肪牛乳 ⑥オリーブオイルをプラスすれば栄養はほぼ整います。
⑤⑥はぜひ常備して、日々の献立に役立ててください。

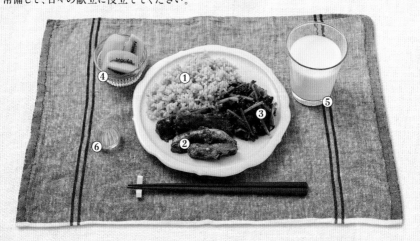

① レトルトの玄米ごはん（100g）

白米に比べて、ビタミンやミネラル、食物繊維が
多い玄米ごはんがおすすめです。レトルトごは
んは1パック200gや150gのものが多いと思
いますが、おすすめしたい量は100g。ご家族と
分ける、残りは冷凍するなどしましょう。

② 魚惣菜（200kcal前後のもの）

焼き魚や煮魚など良質のたんぱく質を含む低
カロリーの魚惣菜や、魚の缶詰が販売されてい
ます。缶詰めは種類や大きさによってカロリー
が変わるので、成分表示を確認しましょう。ま
た、魚が苦手な人は、サラダチキンやゆで卵な
どでたんぱく質を摂取しましょう。

③ 葉物野菜のおひたし（70g）

コンビニに並んでいる葉物野菜の惣菜は、一般
的には70g程度の分量なので、1パックと考え
るとよいでしょう。小松菜のおひたしや、ほうれ
ん草のごま和えなどがおすすめです。

④ カットフルーツ（70g）

キウイやオレンジなど色々な種類のカットフル
ーツが販売されています。パッケージにある内
容量を確認して、70g程度食べましょう。その分
量でビタミンCをしっかり補給できます。

+

常備しておこう！

⑤ 低脂肪牛乳（200㎖）　　⑥ オリーブオイル（小さじ1）

2章

栄養がとれる
朝・昼の時短レシピ

起きたばかりで頭がボーッとしている朝や

あれやこれやと慌ただしい昼に

サッと作れてバッチリ栄養補給できる一品料理のご提案です。

どれも10〜15分あればできる時短レシピ。

地中海食のポイントとなる、果物やナッツ、いも・豆類を使って

日中の活動を美味しくサポートできるレシピとなっています。

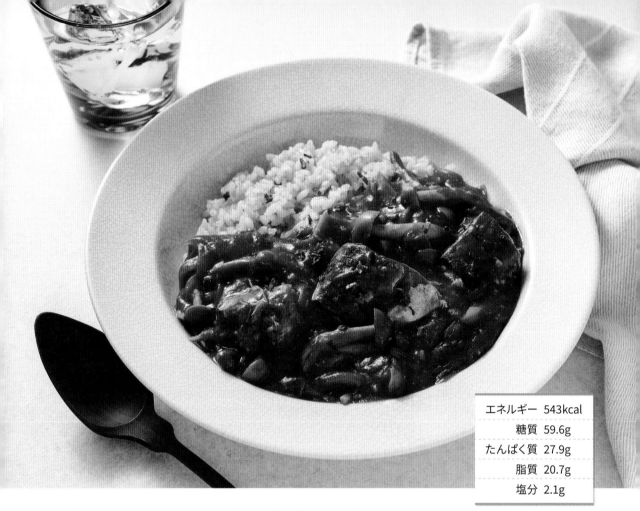

エネルギー	543kcal
糖質	59.6g
たんぱく質	27.9g
脂質	20.7g
塩分	2.1g

赤ワインのポリフェノールやサバ缶の良質な脂質が、血管を健康にしてくれます

サバ缶ハヤシライス　⏱ 15分　🥫 冷蔵4〜5日

材料（2人分）

●サバ缶ハヤシのルー

サバ水煮缶	1缶（180g）
玉ねぎ	100g（½個）
しめじ	120g（1パック強）
すりおろしにんにく	1かけ分
オリーブオイル	小さじ2
赤ワイン	大さじ2
薄力粉	10g
A　顆粒コンソメ	小さじ½
ウスターソース	小さじ1
トマトケチャップ	大さじ2
トマトペースト	36g
水	100ml

●ナッツ入りごはん

ごはん	200g
ミックスナッツ（無塩）	20g
パセリ	適宜

作り方

① 玉ねぎは薄切りにし、しめじはほぐす。

② 耐熱容器に①とすりおろしにんにく、オリーブオイルを入れ、ふんわりラップをかけて電子レンジで4分加熱する。

③ 赤ワインを加え、さらに電子レンジで1分加熱し、アルコールを飛ばす。

④ ③に薄力粉、A、サバ（缶汁ごと）、水の順で加え、ダマがなくなるまでよく混ぜながら入れていく。

⑤ ラップをかけずに電子レンジで5分加熱し、全体を混ぜてとろみをつける。

> memo　とろみが足りなければ、さらに30秒加熱しましょう。

⑥ ミックスナッツを砕いてごはんに混ぜ、⑤をかける。お好みでパセリをふる。

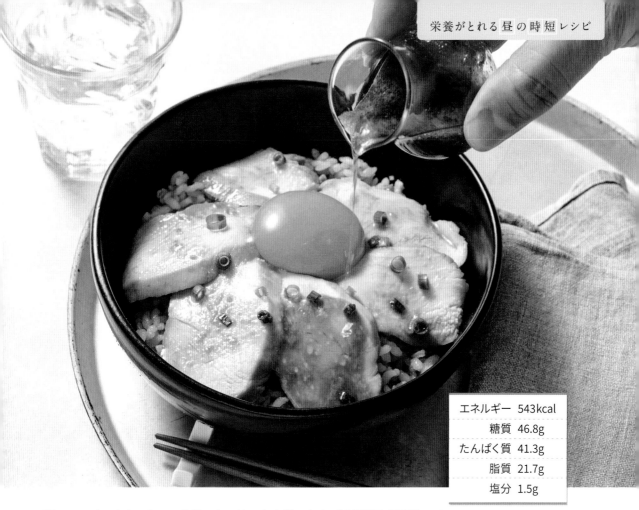

エネルギー	543kcal
糖質	46.8g
たんぱく質	41.3g
脂質	21.7g
塩分	1.5g

電子レンジですぐできる！ 時間のない時でも良質のたんぱく質摂取が可能です

鶏むね肉のチャーシュー丼　⏱ 10分　🍲 冷蔵2〜3日（チャーシューのみ）

材料（2人分）

鶏むね肉		380g
※皮を外して300g		
A	しょうゆ	大さじ1
	きび糖	大さじ1
	すりおろししょうが	小さじ½
	すりおろしにんにく	小さじ½
	オリーブオイル	大さじ1
卵黄		2個分
オリーブオイル		大さじ1
ごはん		200g
小ねぎ		適量

※ゆでた小松菜やほうれん草、キャベツなどもOK

作り方

❶ 鶏むね肉は皮を外す。

❷ 耐熱容器に❶とAを入れ、1分ほどもみ込む。

❸ ふんわりラップをかけて、電子レンジで3分加熱する。一度取り出して鶏肉をひっくり返し、さらに電子レンジで3分加熱する。少し冷まして一口大に切る。

> memo　この時、容器に残った肉汁は捨てずに仕上げに使います。

❹ 器にごはんをよそい、鶏肉と卵黄をのせて小ねぎをふりかける。

❺ ❸で容器に残った肉汁とオリーブオイルを合わせてまわしかける。

> memo　調理した鶏肉を常温で15〜30分ほどおいておくと、味がなじんで、鶏肉がやわらかくなります。

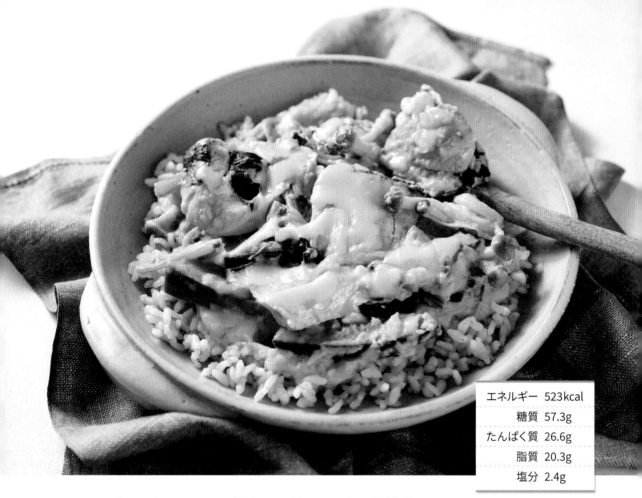

エネルギー	523kcal
糖質	57.3g
たんぱく質	26.6g
脂質	20.3g
塩分	2.4g

サケ、豆乳、かぼちゃ、ほうれん草が入った骨粗しょう症予防が期待できる一皿

レンジで簡単！サケとかぼちゃの時短ドリア

⏱ 10分
🫙 冷蔵2日

材料（2人分）

甘塩サケ	100g（1切れ）
※生鮭の場合は塩を1gほどふる		
ごはん	200g
しめじ	100g（1パック）
かぼちゃ	60g
ほうれん草	50g（2〜3株）
※冷凍ほうれん草でもOK		
無調整豆乳	240ml
薄力粉	大さじ1
とろけるスライスチーズ	1枚
	オリーブオイル	小さじ2
	味噌	大さじ1
A	粉チーズ	大さじ1
	白ねりごま	小さじ2
	きび糖	小さじ2

作り方

❶ ごはんをグラタン皿に入れ、冷ましておく。ほうれん草はゆでて3cm幅に、かぼちゃは2×3cm角の薄切りにする。しめじはほぐす。

❷ 耐熱容器に、しめじ、サケ、かぼちゃの順で入れ、ふんわりラップをかけて電子レンジで3分30秒加熱する。

❸ サケ、かぼちゃを別の皿に取り分け、耐熱容器に残ったしめじに薄力粉、Aを加え、豆乳をダマにならないように混ぜながら2回に分けて入れる。

❹ ふんわりラップをかけて、電子レンジで3分30秒加熱し、ほうれん草を加えて軽く混ぜる。

> memo 途中で吹きこぼれそうになったら、一度取り出して全体を混ぜましょう。

❺ ❶のごはんの上に❹をかけ、サケとかぼちゃ、チーズをのせて、チーズがとろけるまで電子レンジで1分ほど加熱する。

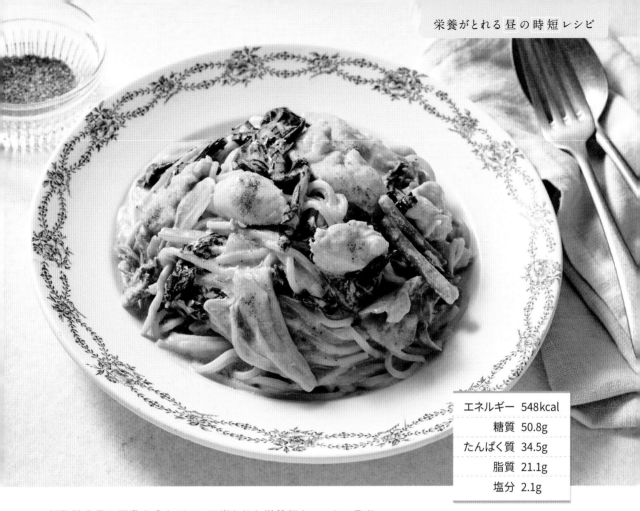

エネルギー	548kcal
糖質	50.8g
たんぱく質	34.5g
脂質	21.1g
塩分	2.1g

低脂肪牛乳と豆乳を合わせて、口当たりも栄養価もいいとこ取り

具だくさん！ ささ味噌カルボナーラ

⏱ 15分　🍚 冷蔵 当日中

材料（2人分）

鶏ささみ	120g（2〜3本）
スパゲティ	100g
低脂肪牛乳	200ml
無調整豆乳	200ml
小松菜	200g（5株）
まいたけ	120g（1パック強）

※他のきのこでもOK

卵黄	1個分
塩	小さじ¼
片栗粉	小さじ1
味噌	大さじ1
粉チーズ	適量
オリーブオイル	大さじ2
粉山椒	適宜

作り方

① ささみは塩と片栗粉をまぶす。小松菜は3cm幅に切り、まいたけはほぐす。スパゲティは半分に折る。

② 耐熱皿に小松菜とまいたけを入れ、ふんわりラップをかけて電子レンジで3分加熱する。

③ フライパンに低脂肪牛乳と豆乳、スパゲティ、ささみの順で入れて強火にかける。

> memo　スパゲティを入れる際、半量ずつを十字に重ねるように入れましょう。

④ 沸騰したら中火にし、時々混ぜながらスパゲティのパッケージに表示された時間分加熱する。味噌と卵黄、オリーブオイルを加え、とろみがついたら火を止める。

⑤ ②を加えてからめ、器に盛って粉チーズをふる。お好みで粉山椒をかける。

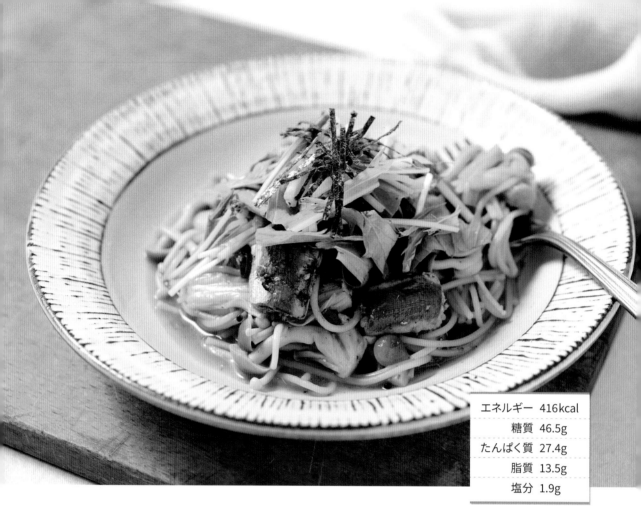

エネルギー	416kcal
糖質	46.5g
たんぱく質	27.4g
脂質	13.5g
塩分	1.9g

具材にイワシ缶を取り入れるだけで、栄養バランスが一気に整う

イワシときのこの和風スープパスタ　⏱ 10分　🫕 冷蔵 当日中

材料（2人分）

スパゲティ	100g
イワシ水煮缶	1缶（150g）
えのきたけ	140g（1.5パック）
お好みのきのこ	120g
にんにく	1かけ
A　しょうゆ	大さじ1
酢	小さじ1
オリーブオイル	小さじ2
鷹の爪	1本
水	イワシ缶2杯分（300ml）
刻みのり	ひとつまみ
水菜	30g

作り方

❶ えのきたけとお好みのきのこを食べやすい大きさに切る。にんにくは大きめのみじん切りにする。

❷ フライパンににんにく、えのきたけ、お好みのきのこ、イワシ（缶汁ごと）、空いたイワシ缶2杯分の水を入れる。スパゲティを半分に折って上にのせ、強火にかける。

❸ 沸騰したら弱火にし、時々混ぜながらスパゲティのパッケージに表示された時間分加熱する。

> memo　スパゲティによって蒸発量が違うため、様子を見ながら水分量を調整しましょう。

❹ Aを加えて全体を混ぜて器に盛り、食べやすい大きさに切った水菜、刻みのりをのせる。

電子レンジで 玄米ごはん・オートミールごはん

家族は玄米を食べないけれど、自分は食べたい。

そんなとき、電子レンジを使って炊く方法を知っておくと便利です。

合わせて、栄養バランスに優れたオートミールごはんの作り方も紹介します。

玄米ごはん

\ふっくらおいしい/

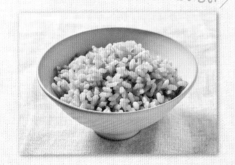

材料

玄米 ……… 200g（炊きあがり400g）

水 ……… 320㎖

作り方

❶ 大きめの耐熱容器（容量1000㎖程度）に玄米を入れ、2〜3回洗って水気を切る。

❷ 規定の水を加え、常温で1時間以上浸水させる。

> memo　冷蔵庫で一晩浸水させると、さらに美味しく炊けます。

❸ ふんわりラップをかけて、電子レンジで12分加熱する。

❹ 最低電力（100-200Wまたは解凍モード）で15分加熱する。

❺ 1分蒸らしたら完成！

オートミールごはん

\手軽に作れてヘルシー/

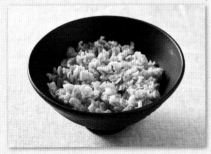

材料

オートミール ……… 30g

水 ……… 60㎖

作り方

❶ 大きめの耐熱容器にオートミールと水を入れる。

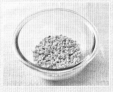

❷ ラップをかけずに電子レンジで1分加熱する。

> memo　多めに水を入れて、おかゆ風にしても美味しいです。その場合は、クイックタイプのオートミールがおすすめです。

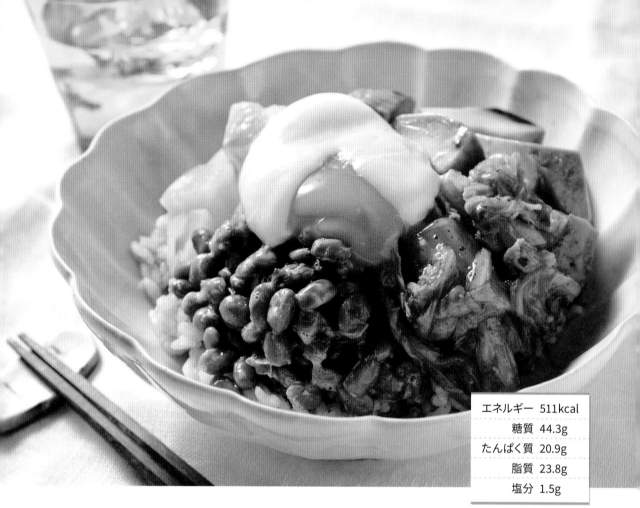

エネルギー	511kcal
糖質	44.3g
たんぱく質	20.9g
脂質	23.8g
塩分	1.5g

腸活効果が高い納豆とキムチは免疫力アップにも期待大！

アボカドたっぷり納豆キムチ丼　⏱ 10分　🍱 冷蔵 当日中

材料（2人分）

玄米ごはん	160g
※お好みのごはんでもOK	
納豆（50g）	2パック
※タレは使わない	
アボカド	140g（1個）
じゃがいも	150g（1個）
白菜キムチ	60g
温泉卵	2個
※生卵でもOK	
しょうゆ	小さじ1

作り方

① アボカドとじゃがいもを2cm角に切る。

② じゃがいもを耐熱容器に入れ、ふんわりラップをかけて電子レンジで4分加熱する。

③ 玄米ごはんを器によそい、②とアボカド、納豆、キムチと温泉卵をのせ、しょうゆをまわしかける。

アボカドを和食の食材に

アボカドは果肉の約20％が脂質ですが、それはコレステロール値や中性脂肪値を下げるオレイン酸というからだによい脂質。抗酸化力を持つビタミンEや疲労回復に役立つビタミンB群も多く含まれており、「世界でいちばん栄養価の高い果物」といわれています。

濃厚な味わいから、パンにつけるディップやサラダによく使われますが、このレシピのように納豆やキムチなどにも驚くほどよく合います。ただし、カロリーが高いので食べすぎには注意しましょう。

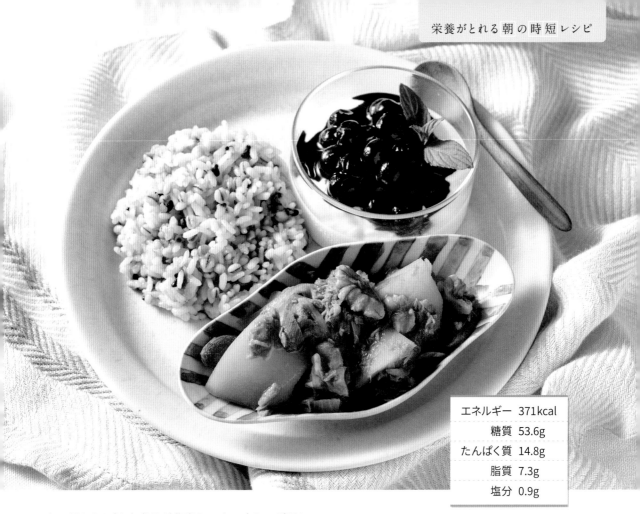

エネルギー	371kcal
糖質	53.6g
たんぱく質	14.8g
脂質	7.3g
塩分	0.9g

肉の代わりに旨味成分が豊富なツナで肉じゃが風に

ツナナッツじゃが & ブルーベリーヨーグルト

⏱ 15分
🍲 冷蔵2日

材料（2人分）

●ツナナッツじゃが

ツナ水煮缶	1缶（70g）
じゃがいも	150g（1個）
玉ねぎ	50g（¼個）
ミックスナッツ（無塩）	12g（ひとつまみ）
しょうゆ	小さじ2
きび糖	小さじ2

●即席ブルーベリージャムヨーグルト

冷凍ブルーベリー	100g

※お好みの冷凍フルーツでOK

きび糖	小さじ2
無糖ギリシャヨーグルト	200g

※水切りヨーグルトでもOK

ペパーミント	適宜

雑穀ごはん	160g

作り方

❶ じゃがいもは一口大に、玉ねぎは薄切りにする。ナッツは細かく砕く。

❷ 耐熱容器にナッツ以外の材料を入れて、ふんわりラップをかけ、電子レンジで6分加熱する。

> memo ツナは缶汁ごと入れましょう。

❸ 粗熱が取れたらナッツを入れ、全体を混ぜる。

❶ 耐熱容器にブルーベリーときび糖を入れ、全体を混ぜる。ラップをかけずに電子レンジで3分加熱する。

❷ 粒をつぶすように混ぜ、ヨーグルトにかける。

❸ お好みでペーパーミントを添える。

簡単なのにビタミンACE（エース）がとれる！ ちょっと贅沢な気分になる朝ごはん

デパ地下風かぼちゃサラダパン ＆ ロイヤルミルクティー

⏱ 10分　　🍱 冷蔵 2〜3日
（かぼちゃサラダのみ）

●かぼちゃサラダパン
材料（2人分）

全粒粉パン（8枚切り）	2枚
かぼちゃ	140g（⅛個）
6Pクリームチーズ	15g（1個）
冷凍ミックスベリー	60g
ミックスナッツ（無塩）	10g
きび糖	小さじ1
塩	ひとつまみ

作り方

① かぼちゃは小さめの角切りにする。ミックスナッツは砕く。

② 耐熱容器にかぼちゃを入れ、きび糖をまぶす。ふんわりラップをかけて、電子レンジで3分加熱する。

③ クリームチーズ、ミックスベリー、ミックスナッツを入れて混ぜ、塩で味を調える。

④ パンにのせる。

●ロイヤルミルクティー
材料（1杯分）

低脂肪牛乳	200ml
紅茶のティーバッグ	1個

作り方

① マグカップに低脂肪牛乳とティーバッグを入れ、ラップをかけずに電子レンジで1分30秒加熱する。

② 1分ほど蒸らす。

エネルギー	352kcal
糖質	48.0g
たんぱく質	14.4g
脂質	9.9g
塩分	1.4g

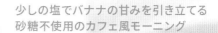

少しの塩でバナナの甘みを引き立てる
砂糖不使用のカフェ風モーニング

ごまバナナパン＆
低脂肪ミルクココア

⏱ 5分　🍶 当日中

●低脂肪ミルクココア

材料（1人分）

低脂肪牛乳	200㎖
ココアパウダー	大さじ1½
水	30㎖

作り方

1. マグカップに水を入れ、電子レンジで20秒加熱する。

2. 一度取り出して、ココアパウダーを入れて溶けるまで混ぜる。

3. 低脂肪牛乳を加え、ラップをかけずに電子レンジで1分30秒加熱する。

●ごまバナナパン

材料（2人分）

全粒粉パン（8枚切り）	2枚
※お好みの食パンでOK	
バナナ	2本
白ねりごま	大さじ1
きな粉	適量
塩	ひとつまみ
ペパーミント	適宜

作り方

1. バナナを1㎝幅にスライスする。

2. パンにねりごまをぬり、❶をのせる。

3. きな粉と塩をまわしかける。

4. お好みでペパーミントを飾る

エネルギー	388kcal
糖質	57.8g
たんぱく質	15.8g
脂質	11.2g
塩分	1.0g

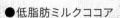

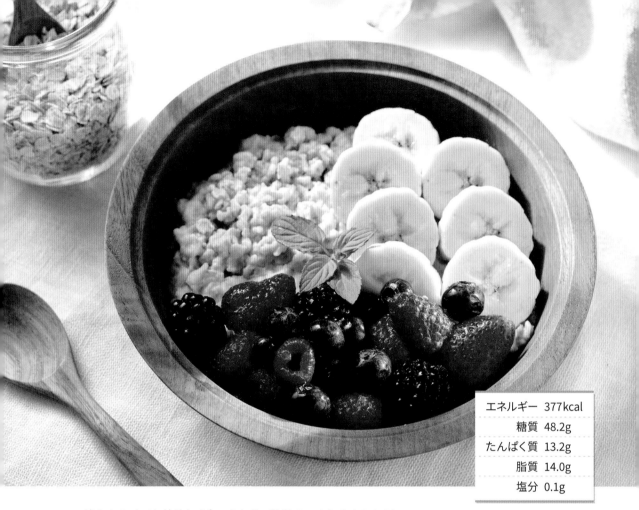

エネルギー	377kcal
糖質	48.2g
たんぱく質	13.2g
脂質	14.0g
塩分	0.1g

一晩おかなくても美味しく食べられる、目覚めのさわやかレシピ

レンジ調理ですぐ完成！フルーツオートミール

🕐 10分
🍚 冷蔵2日

材料（1人分）

	オートミール	………	30g
A	無調整豆乳	………	150㎖
	白ねりごま	………	大さじ1
	きび糖	………	小さじ2
塩			少量
お好みのフルーツ		……	100g程度

※写真はバナナ⅓本、冷凍ミックスベリー50g

作り方

❶ 耐熱容器にAを入れ、ふんわりラップをかけて、600Wの電子レンジで3分加熱する。次に、最低電力（100-200W／解凍モード）に下げて5分加熱する。

> memo 加熱した後、粗熱が取れるまで冷ましておくとさらに美味しくなります。

❷ 軽く全体を混ぜ、塩、フルーツを入れて全体を混ぜる。

> memo 塩は入れすぎないように、味を見ながら調節しましょう。

3章

こころを癒す
ヘルシーおやつ

甘いものは控えたほうがいいな、でも食べたいな。

そんな思いを行ったり来たりするよりも

安心して食べられるおやつを作りましょう。

自分で作ることで、材料や量を自分で選ぶことができます。

ここでご紹介するのは、簡単にできるヘルシーおやつ。

材料を混ぜて焼くだけのものや、まとめて冷凍して、

食べたい分だけ割って食べる冷製スイーツなど、

罪悪感なしに食べられるものばかり。

やさしい甘さでリラックスできれば、こころの栄養になりますよ。

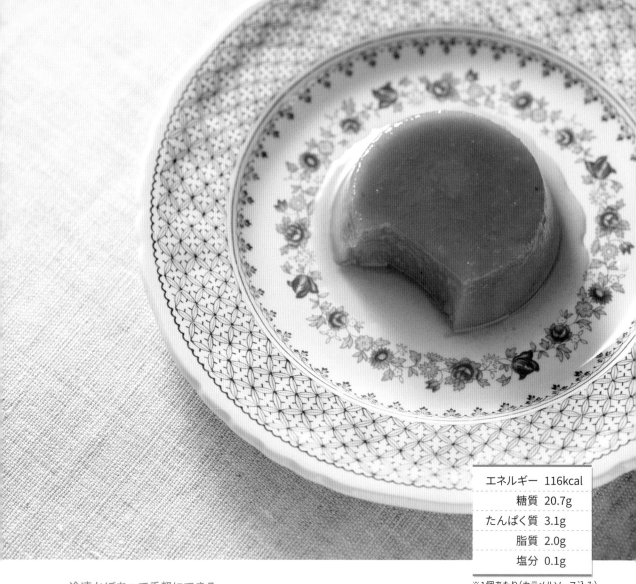

エネルギー	116kcal
糖質	20.7g
たんぱく質	3.1g
脂質	2.0g
塩分	0.1g

※1個あたり（カラメルソース込み）

冷凍かぼちゃで手軽にできる

かぼちゃプリン 🍮 冷蔵 3〜4 日

材料（容量 120 mℓ のプリン型 4 個分）

冷凍かぼちゃ	200 g
※皮を外して150g	
きび糖	30 g
牛乳	200 mℓ
粉ゼラチン	3 g

＜カラメルソース＞

① 鍋にきび糖 20g、水 20 mℓ を入れて弱火にかけ、かき混ぜずに鍋をゆすりながら溶かし、全体に色をつける。

② 大きな泡が小さくなり、とろみがついてあめ色になったら火を止める。

③ 湯15 mℓ を入れ、全体を混ぜる。

作り方

❶ カラメルソースを型に等分に入れ、冷蔵庫で30分ほど冷やし固める。

❷ 耐熱容器に冷凍かぼちゃを入れ、ラップをかけて電子レンジで3分加熱する。熱いうちに皮を外し、フォークの背でつぶし、小鍋に入れる。

❸ ❷にきび糖、牛乳を加えて弱火にかける。ゴムベラを鍋底に押しつけながら混ぜてなめらかにし、沸騰直前で火を止める。

❹ 粉ゼラチンをふり入れ、混ぜながら溶かす。こし器でこしながら❶の型に流し入れ、粗熱が取れたら冷蔵庫で冷やし固める。

不足しがちなマグネシウム、鉄が補える豆乳プリン

豆花 ［トゥファ］

冷蔵 3〜4 日（豆乳プリンのみ）
※他の具材と混ぜる場合は当日中

材料（4人分）

豆乳	400mℓ
きび糖	30g
粉ゼラチン	5g
蒸し黒豆	40g
冷凍マンゴー	120g

＜ジンジャーシロップ＞
耐熱容器にすりおろししょうが10g、
きび糖10g、水100mℓを入れ、電子レン
ジで1分30秒加熱し、よく混ぜる。

作り方

❶ 鍋に豆乳、きび糖を入れて中火にかけ、時々混ぜながら沸騰直前で火を止める。粉ゼラチンをふり入れ、混ぜながら溶かす。

❷ フタ付きの容器に流し入れ、冷蔵庫で冷やし固める。

❸ ❷をスプーンですくって器に盛り、蒸し黒豆、マンゴーをのせる。ジンジャーシロップをかける。

エネルギー	141kcal
糖質	19.5g
たんぱく質	6.3g
脂質	3.8g
塩分	0.2g

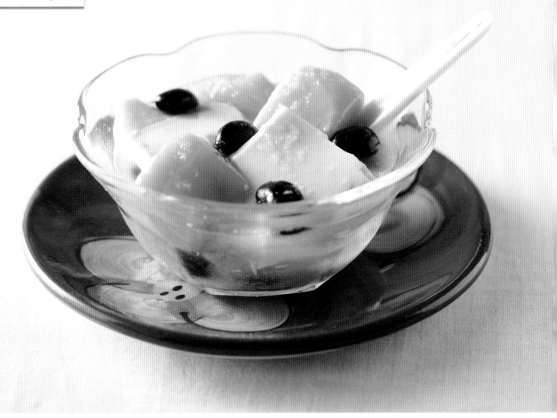

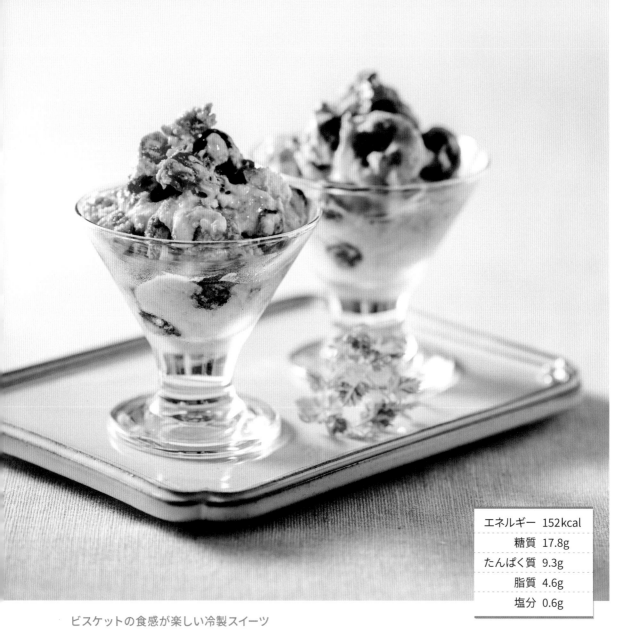

エネルギー	152kcal
糖質	17.8g
たんぱく質	9.3g
脂質	4.6g
塩分	0.6g

ビスケットの食感が楽しい冷製スイーツ

フローズンベリーチーズ

🍶 冷凍 2 週間

材料（4人分）

A	プレーンヨーグルト	200g
	カッテージチーズ（裏ごしタイプ）	200g
	はちみつ	30g
冷凍ミックスベリー		100g
ビスケット		6枚

作り方

❶ 冷凍用保存袋にAを入れて袋の上からもみ込む。

❷ 麺棒などで叩いたビスケットとミックスベリーを加え、サッと合わせる。

❸ 平らにし、空気を抜いて保存袋を閉じ、冷凍庫で冷やし固める。食べる30分ほど前に常温に出し、もみほぐして器に盛る。

> memo 食べる直前に手でもみほぐし、半解凍でいただいても美味しいです。

焼き芋とココナッツミルクを合わせると、まるでモンブラン！

焼き芋ココナッツアイス

🥫 冷凍 2 週間

材料（4人分）

焼き芋 ················· 200g（1本）
※やわらかい焼き芋がおすすめ
はちみつ ················· 20g
ココナッツミルク ······· 200g

エネルギー	172kcal
糖質	23.2g
たんぱく質	1.7g
脂質	8.1g
塩分	0g

作り方

❶ 焼き芋の皮をむく。

❷ 冷凍用保存袋に材料をすべて入れ、袋の上からもみ込む。

❸ 平らにし、空気を抜いて保存袋を閉じ、冷凍庫で冷やし固める。食べる30分ほど前に常温に出し、もみほぐして器に盛る。お好みで焼き芋（分量外）を飾る。

> memo 材料にほんの少しラム酒を足すと、ぐっと大人のアイスになります。

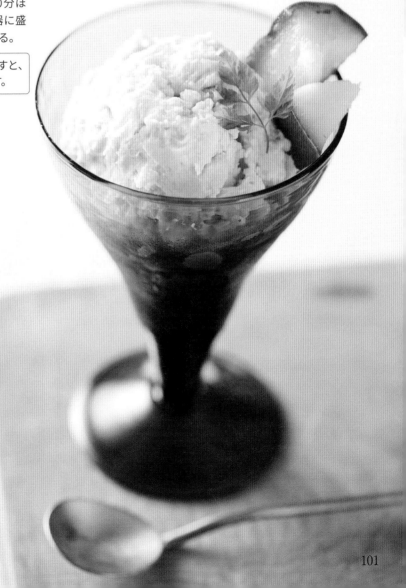

美肌づくりやむくみ解消効果に期待大！

さわやか柑橘ゼリー

🍮 冷蔵 3〜4日

エネルギー	80kcal
糖質	19.6g
たんぱく質	1.1g
脂質	0.2g
塩分	0g

※1個あたり

材料（4個分）

グレープフルーツジュース ……… 400㎖
（100％のもの）
グレープフルーツ …… 1個
きび糖 ……………… 20g
粉寒天 ……………… 2g
レモン汁 …………… 小さじ½

作り方

❶ グレープフルーツの皮をむいて小房に分ける。

❷ 小鍋にジュース、きび糖、粉寒天を入れて中火にかける。沸騰したら混ぜながら1分ほど煮立て、レモン汁を加える。

❸ 容器に流して❶を加え、冷蔵庫で冷やし固める。

memo お好みの柑橘とジュースで作れます。

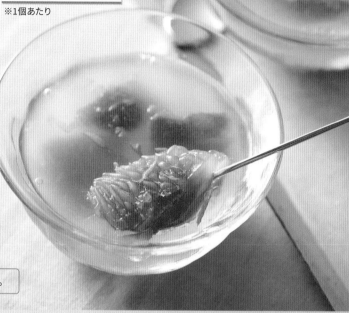

形状がしっかりしているので、手土産などにもおすすめ

マンゴーようかん 🍮 冷蔵 3〜4日

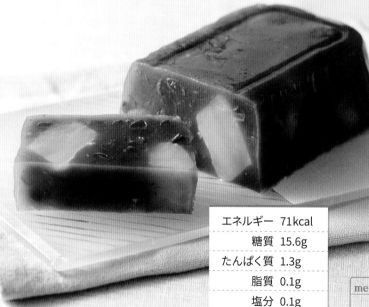

材料（16㎝パウンド型1個分）

ゆであずき（加糖）…… 100g
冷凍マンゴー ……… 100g
粉寒天 ……………… 2g
水 ………………… 200㎖

作り方

❶ 小鍋に水と粉寒天を入れて中火にかけ、沸騰したら混ぜながら1分煮立てる。ゆであずきを加え、よく混ぜる。

❷ ❶を型に流し入れてマンゴーを加え、粗熱が取れたら冷蔵庫で冷やし固める。

エネルギー	71kcal
糖質	15.6g
たんぱく質	1.3g
脂質	0.1g
塩分	0.1g

※¼切れあたり

memo パウンド型がない場合はカップなどで作ってもOKです。

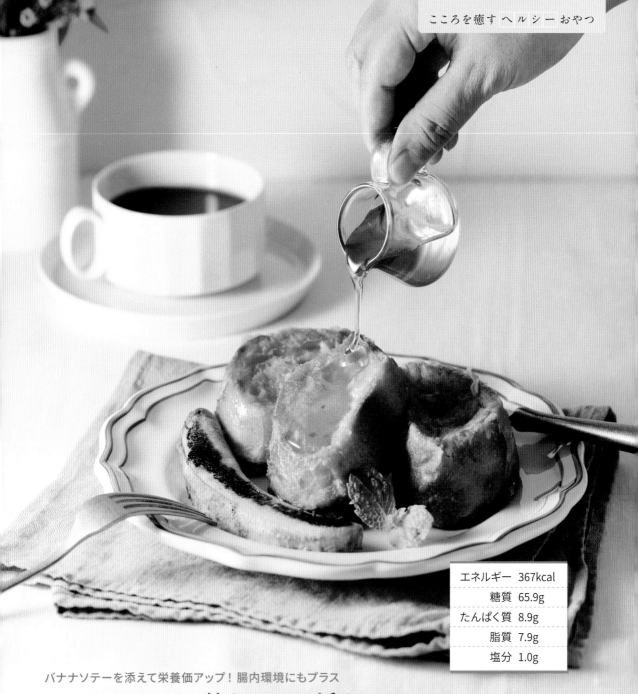

エネルギー	367kcal
糖質	65.9g
たんぱく質	8.9g
脂質	7.9g
塩分	1.0g

バナナソテーを添えて栄養価アップ！腸内環境にもプラス

フレンチトースト焼きバナナ添え　　🥛 焼いたらすぐに食べる

材料（2人分）

フランスパン	厚さ3㎝×6切れ
A 卵	2個
きび糖	20g
牛乳	150㎖
バナナ	1本
油	適量

※米油などくせのない油がおすすめ

はちみつ ……………… 適宜

下準備

パンを保存袋に入れ、よく混ぜたAを注ぐ。袋を閉じ、上下を返しながら半日から1日ほど冷蔵庫で漬けておく。

作り方

❶ フライパンに油をひいて弱火にかけ、漬け込んだフランスパンを並べる。隙間に半分にスライスしたバナナを入れ、弱火で3分焼き、裏返してさらに3分焼く。

❷ 器に盛り、お好みではちみつをかける。

103

ビタミンACE（エース）がとれる、やさしい味のからだにいいおやつ

かぼちゃのおやき 🍱 冷蔵2日

材料（5個分）

冷凍かぼちゃ	150g
ゆであずき（加糖）	30g
片栗粉	大さじ1
くるみ	20g
油	小さじ1

※米油などくせのない油がおすすめ

作り方

①　耐熱容器に冷凍かぼちゃを入れ、ラップをかけて3分加熱する。

②　熱いうちにつぶし、ゆであずきと片栗粉を加えて混ぜる。5等分に丸め、くるみを加えて平らにする。

③　フライパンに油をひいて中火にかけ、②を並べて表裏1分ずつ焼いて火を止める。

エネルギー	78kcal
糖質	8.9g
たんぱく質	1.5g
脂質	3.7g
塩分	0g

※1個あたり

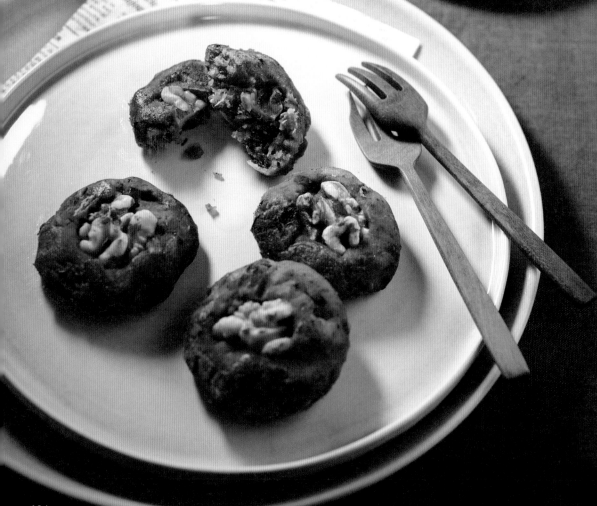

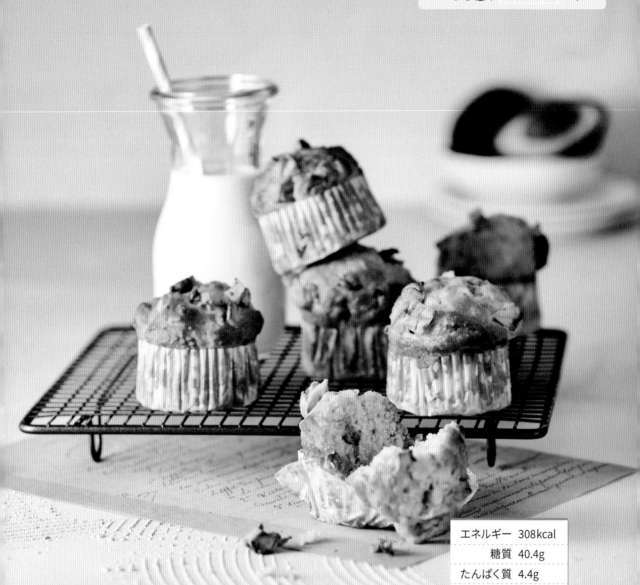

エネルギー	308kcal
糖質	40.4g
たんぱく質	4.4g
脂質	13.7g
塩分	0.4g

※1個あたり

カリウムやビタミンEなど、多くの栄養を含むアボカドをマフィンに

アボカドヨーグルトマフィン 🥫 冷蔵2日

材料（マフィンカップ6個分）

プレーンヨーグルト ……… 150g
※できるだけ固形部分を使用

アボカド ………………… 1個

バナナ …………………… 1本

A　薄力粉 ……………… 200g
　　ベーキングパウダー … 小さじ2

塩 …………………… ひとつまみ

きび糖 …………………… 50g

油 ………………………… 50g
※米油などくせのない油がおすすめ

レモン汁 ………………… 小さじ½

作り方

❶ バナナはフォークでつぶす。アボカドは1cm角に切り、レモン汁をかける。

❷ ボウルにヨーグルトとバナナ、きび糖を入れ、泡立て器で混ぜる。油、塩を加えてさらによく混ぜる。

❸ Aをふるい入れ、さっくり混ぜたらアボカドの半量を加え、粉気がなくなるまで底から混ぜる。

❹ マフィンカップに流し、残りのアボカドをトッピングし、170℃に予熱したオーブンで30分焼く。

> **memo** 翌日に食べる際は、ラップをかけて電子レンジに30秒ほどかけるとふわっとして美味しくなります。

バター不使用。フライパンでできるヘルシーケーキ

りんごとプルーンのケーキ

🥫 冷蔵 当日中

材料（18㎝フライパン1枚分）

りんご	……………	100g（¼個）
ドライプルーン （種なしソフトタイプ）	……………	50g
A 薄力粉	……………	70g
ベーキングパウダー	…	小さじ1
シナモンパウダー	……………	小さじ½

　　※シナモンが苦手な人は入れなくてもOK

塩	……………	ひとつまみ
卵	……………	1個
きび糖	……………	30g
油	……………	30g

※米油などくせのない油がおすすめ

エネルギー	114kcal
糖質	15.4g
たんぱく質	1.7g
脂質	4.6g
塩分	0.2g

※⅛ピースあたり

作り方

❶ りんごは8等分に切ってから5㎜幅に切る。ドライプルーンは半分に切る。

❷ ボウルに卵ときび糖を入れ、泡立て器でふんわりするまで混ぜる。油を加え、さらによく混ぜる。

❸ Aを合わせてふるい入れ、ゴムベラでさっくりと混ぜる。りんごとプルーンを加え、粉気がなくなるまで混ぜ合わせる。

❹ フライパンに油（分量外）を薄くひいて弱火にかける。❸を流し入れ、フタをして15分焼く。裏返してさらに弱火で10～15分焼く。

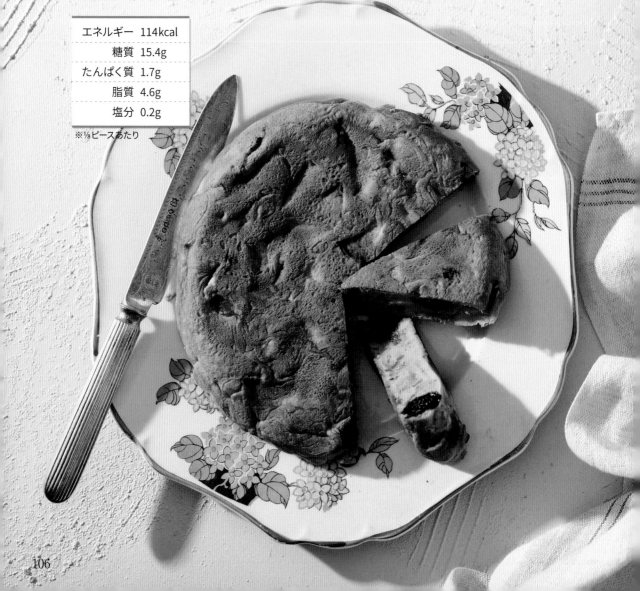

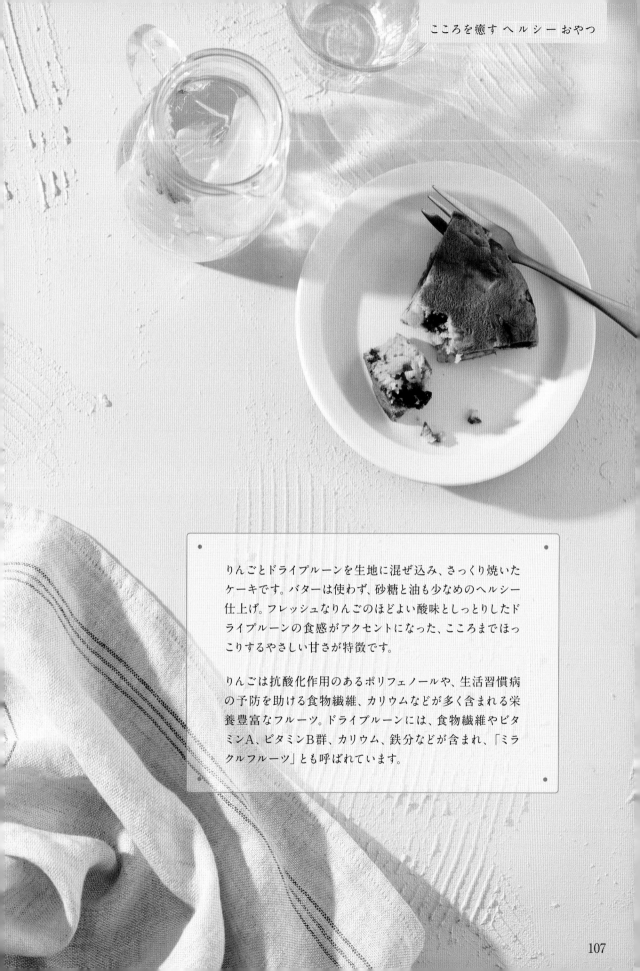

りんごとドライプルーンを生地に混ぜ込み、さっくり焼いた
ケーキです。バターは使わず、砂糖と油も少なめのヘルシー
仕上げ。フレッシュなりんごのほどよい酸味としっとりしたド
ライプルーンの食感がアクセントになった、こころまでほっ
こりするやさしい甘さが特徴です。

りんごは抗酸化作用のあるポリフェノールや、生活習慣病
の予防を助ける食物繊維、カリウムなどが多く含まれる栄
養豊富なフルーツ。ドライプルーンには、食物繊維やビタ
ミンA、ビタミンB群、カリウム、鉄分などが含まれ、「ミラ
クルフルーツ」とも呼ばれています。

食材別インデックス

※1・2章のレシピにあるおおかたの食材を掲載しています。
※レシピ名を短縮している場合もあります。